Lampert

Physikalische Therapie in Forschung und Praxis

D1641378

Physikalische Therapie in Forschung und Praxis

**Ein Lebensabriß
aus wissenschaftlicher und klinischer Tätigkeit**

Von Prof. Dr. med. Heinrich LAMPERT
(eh. o. Prof. für Physikalische Medizin der Universität Frankfurt a. M.)

Mit 44 Abbildungen und 6 Tabellen

Verlag für Medizin Dr. Ewald Fischer · Heidelberg

Verlags-Nr. 7630
ISBN 3-921003-31-8

Gesamtherstellung:
Pilger-Druckerei GmbH, 6720 Speyer am Rhein

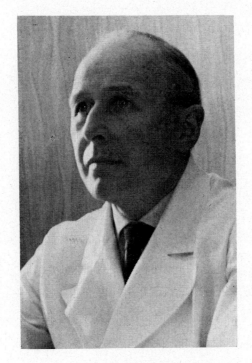

Heinrich LAMPERT

* 13. 6. 1898

INHALT

VORWORT

Seit Beginn meiner ärztlichen Tätigkeit im Jahre 1922 habe ich stets neben der Praxis auch wissenschaftlich gearbeitet. Diese Forschungen hatten als Leitmotiv das Sprichwort „Simplex sigillum veri" (Das Einfache ist das Zeichen der Wahrheit).

So konnte ich durch kolloidchemische Untersuchungen eine Gesetzmäßigkeit zwischen Benetzbarkeit und Blutgerinnung finden. Stark benetzbare Körper beschleunigen die Gerinnung, wenig benetzbare verzögern sie. Auf den wenig benetzbaren Substanzen Athrombit und Bernstein gerinnt das Blut später als auf Glas. Daraus ergaben sich wichtige Erkenntnisse für das Gebiet der Blutgerinnung und Blutübertragung. Die Blutgerinnungsbehandlung setzte nur eine einfache Apparatur aus einer Bürette und 2 Bechern aus Athrombit oder Bernstein und eine Kanüle aus V2a-Stahl voraus. Außerdem wurde nach dem gleichen Prinzip eine Methode der natürlichen Blutkörperchensenkungsgeschwindigkeit ohne Zitratzusatz, eine Thrombozytenzählmethode u. a. m. aus den gleichen Substanzen entwickelt.

Zum ersten Male wurde eine Arbeitshypothese für die Entstehung der Embolie aufgestellt, durch die eine sichere Verhütung der Embolie durch Rekanalisierung des Thrombus mittels des galvanischen Stroms ermöglicht wurde.

Dabei gingen wir von den kolloidchemischen Untersuchungen über das Schrumpfungsproblem (Synärese) aus. Diese Arbeiten ließen uns auch erkennen, daß einer harten Steinbildung im Organismus immer ein weiches Gebilde vorausgehen muß, was schließlich die Praxis bestätigte.

Meine Tätigkeit als Sanitätsoffizier im Felde gab Veranlassung, mich auch mit dem Problem der Blutersatzflüssigkeiten zu beschäftigen. Diese rein kolloidchemischen Untersuchungen führten schließlich zur Entwicklung des Kunstblutes „Hämoglutin" aus Gelatine und Hämin, das die Eigenschaften des natürlichen Blutes besaß, ohne daß es nötig war, die Blutgruppen zu bestimmen.

Schließlich veranlaßte mich meine Tätigkeit als Inhaber eines Lehrstuhls für physikalisch-diätetische Therapie, mich mit dem Überwärmungsproblem zu beschäftigen. Ich konnte zeigen, daß man schwere und schwerste Erkrankungen mit der Anwendung von einfachem heißen Wasser heilen konnte, auch wenn die medikamentöse Behandlung schon versagt hatte.

Beobachtungen am Krankenbett zeigten uns, daß bei gleichem therapeutischem Reiz oft entgegengesetzte Reaktionen festzustellen sind. So konnte man erkennen, daß ein bestimmter Konstitutionstyp, der an einer hartnäckigen Magen-Darm-Erkrankung (Dyspepsie) litt, die nicht durch die übliche kohlehydratreiche Schonkost gebessert, sondern sogar verschlechtert wurde, durch eine eiweißreiche Kost geheilt werden konnte.

Über diese Probleme wurde oft vor interessierten Ärzten mit Erfolg vorgetragen, so daß ich mich jetzt veranlaßt sehe, diese Beiträge einer breiteren Öffentlichkeit zu übergeben.

Zum Schluß möchte ich Herrn Dr. FISCHER als Verleger für die gute Ausstattung des Buches meinen Dank sagen.

Bad Homburg, Mai 1976   H. LAMPERT

A. WISSENSCHAFTLICHE ARBEIT

1. Die physikalische Seite des Gerinnungsproblems und ihre praktische Bedeutung (Literatur dazu s. S. 141)

a) Das Problem der „rauhen Fläche"

Es war im Jahre 1928. Ich war Assistent an einer Frauenstation in einem großen Münchener Krankenhaus und hatte 60 Patientinnen allein zu betreuen. Zu meinen Aufgaben gehörte auch die Blutübertragung. Als Gerät stand mir die Bécartsche Spritze zur Verfügung, bei der jedoch das Blut schon vorzeitig während der Übertragung gerann, so daß die Transfusion unterbrochen werden mußte.

Verhüten kann man die Blutgerinnung auf zweierlei Art: Entweder man überträgt nur kleine Mengen Blut von höchstens 10 ccm jeweils, damit das Blut nur kurze Zeit mit dem Fremdkörper Glas, das die Gerinnung auslöst, in Berührung kommt, oder man verwendet Glas, dessen Wandung mit einem Paraffinbelag so verändert wird, daß es die Blutgerinnung aufgrund seiner physikalischen Eigenschaften wesentlich verzögert. Diese beiden Faktoren versuchte nun der Franzose BÉCART in seiner Spritze zu vereinigen. Es handelt sich um eine Glasspritze von höchstens 20 ccm Inhalt, mit einem hohlen Metallkolben, der Ausflußlöcher besitzt, aus denen beim Herausziehen und Umdrehen des Stempels das gerade noch flüssige Paraffin austreten soll, um die Innenwand der Glasspritze zu bedecken. Diese Prozedur gelang meistens nicht, so daß ich zu meinem Chef, Prof. NEUBAUER, ging und um ein anderes Gerät bat. Der Chef meinte jedoch, ich solle eine Substanz suchen, die sowohl die Eigenschaften des Glases hätte (also fest, sterilisierbar, durchsichtig oder durchscheinend zu sein) und gleichzeitig auch die Eigenschaften des Paraffins besitzen solle, d. h. die Blutgerinnung zu verzögern.

Diese Aufgabe war der Beginn jahrelanger Untersuchungen über die physikalische Seite des Gerinnungsproblems. Um eine solche Substanz zu finden, mußte man aber erst die Ursache der Blutgerinnungsverzögerung erforschen. Seit HIPPOKRATES Zeiten hat man sich bemüht, das Rätsel, warum das Blut außerhalb des lebenden Körpers gerinnt, zu erraten. Aber keine der Erklärungen konnte befriedigen. Mit Beginn der naturwissenschaftlichen Ära in der Medizin wurde vor etwa 150 Jahren die Frage der Blutgerinnung von der chemischen Seite bearbeitet. Diese rein chemisch-fermentativen Theorien über das Zustandekommen der Blutgerinnung wurden schließlich durch die Arbeitshypothesen aus dem Gebiete der Kolloidchemie abgelöst. So nur war es möglich, daß man an kleinen aber höchst bedeutsamen Beobachtungen, wie der gerinnungsverzögernden Wirkung von Öl, Vaseline und Paraffin, achtlos vorübergegangen war. Man gebrauchte sie zwar zur Verbesserung der Methodik, verfeinerte durch sie die chemischen Untersuchungsmethoden, gelangte zu neuen Vorstufen der Fermente, kam aber nie auf den Gedanken, die blutgerinnungsverzögernde

Eigenschaft dieser festen Körper selber näher zu durchforschen, ihre Ursachen zu ergründen.

Es war mir deshalb eine willkommene Gelegenheit, dem nachzugehen, als mein Chef mir die Aufgabe stellte, nach der Substanz zu suchen, die sowohl fest und sterilisierbar ist, wie auch die Blutgerinnung verzögert. Diese Untersuchungen sollten nicht nur für das Gebiet der Blutforschung von Bedeutung sein, sondern haben auch für die Praxis völliges Neuland erschlossen. Sie unterscheiden sich von den seitherigen Ergebnissen anderer Forscher dadurch, daß die Fragestellung nicht mehr von der chemischen, sondern von der physikalischen Seite her geschieht. Bei dieser Zielsetzung handelt es sich darum, den thrombagogen Einfluß fester Körper auf die Blutgerinnung festzustellen, ihre Ursache zu ergründen und aufgrund dieser Erkenntnis nach Substanzen zu suchen, die uns in praktischer Hinsicht die Schaffung besserer Methoden ermöglichen.

Was wußten wir damals über den Einfluß fester Körper auf die Blutgerinnung? Alle Untersucher, die Experimente extravaskulär mit frischem Blut aufstellten, verwandten Gefäße aus Glas. Um den Einfluß der Luft auf die Gerinnung des Blutes auszuschalten, hat man schon vor über 150 Jahren das Blut unter Öl aufgefangen. Trotz dieser Vorsichtsmaßnahme gerann das Blut. Deshalb riet FREUND 1886, die Gefäßwandungen innen mit Vaseline zu bestreichen. 1902 waren BORDET und GENGOU mit dem Überziehen des Glases mit Vaseline nicht mehr zufrieden, da letztere ihnen zu weich war und nicht fest genug an der Wandung haftete. Sie ersetzten die Vaseline durch eine feste Paraffinschicht und beobachteten eine hierbei auftretende, noch stärkere Blutgerinnungsverzögerung. Nach Ansicht der Autoren handelte es sich hierbei um ein Phänomen: „l'influence qui intervient, est vraisemblablement l'adhésion moléculaire; la paraffine distinguent du verre en ce qu'elle n'est pas mouillée par les plasma". Zum ersten Mal tritt uns hier der Begriff „nicht benetzbar" als Ursache für die blutgerinnungsverzögernde Wirkung des Paraffins entgegen. Leider konnten BORDET und GENGOU ihre Ansicht nicht durch exakte Beweise stützen, da es ihnen an einer Methode zur Bestimmung der Benetzbarkeit fehlte. Wer aber je mit paraffinierten Spritzen oder mit dem Percyschen Bluttransfusionsapparat mit der innen paraffinierten Glasbürette gearbeitet hat, kennt nur zu gut die Schwierigkeiten, die hierbei zu überwinden sind.

Meine Aufgabe bestand darum zunächst darin, einen Weg zu finden, den Grad der Benetzbarkeit der verschiedensten festen Körper gegenüber Blut und destilliertem Wasser zu messen. Weder die Messung des Randwinkels eines Tropfens noch die Steighöhenmessung in Kapillaren befriedigten mich.

Um mir zunächst einmal einen Überblick über die Benetzbarkeitsverhältnisse zu verschaffen, machte ich nun die Tropfengröße von Blut und Wasser auf den verschiedensten Substanzen (unter absolut gleichen Versuchsbedingungen!) zum Ausgangspunkt der Betrachtungen. Die nachfolgende Tabelle zeigt die Ergebnisse unserer Untersuchungen:

	Wasser	Blut
paraffiniertes Glas	4 1/2	4 1/2
Athrombit	4 1/2	4 1/2—4 3/4
Bernstein	4 1/2	4 1/2—4 3/4
Glas	9	7
Glyzerinseife	14	8—9

Tab. 1: *Tropfengröße (Durchmesser in Millimeter)*

Wir sehen also, wie verschieden die Tropfengröße ein und derselben Flüssigkeit auf verschiedenen Unterlagen ist. Ein Unterschied ist also unverkennbar vorhanden; es also nur noch, die durch die Benetzbarkeit bedingten Unterschiede genauer zu erfassen.

Die Benetzbarkeit der Oberfläche einer festen Substanz gegenüber einer Flüssigkeit drückt sich bekanntlich in dem Meniskus aus, der sich bei der Berührung der Oberfläche dieser eingetauchten Substanz mit dem Flüssigkeitsspiegel bildet. Bei guter Benetzbarkeit ergibt sich ein hoher, nach oben konkaver Meniskus, bei geringer Benetzbarkeit ist er weniger hoch. In Fällen ganz besonders geringer Benetzbarkeit ist der Meniskus sogar nach oben konvex (Quecksilber gegen Glas!), was man als negative Benetzbarkeit bezeichnen könnte. Im weiteren kamen wir schließlich dazu, als Maß für die Benetzbarkeit die Maße der durch die Adhäsion gehobene Flüssigkeit zu

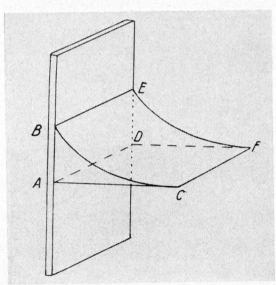

Abb. 1: Benetzbarkeit der Oberfläche einer festen Substanz gegenüber einer Flüssigkeit.

13

wählen, ausgedrückt in Milligramm und bezogen auf 1 cm Niveaulinie. Wenn man einen geradflächigen Körper senkrecht in die Flüssigkeit eintaucht, so bildet die gehobene Flüssigkeitsmenge ein liegendes 3seitiges Prisma ABCDEF (Abb. 1), dessen Grundfläche ein rechtwinkliges Dreieck ABC ist, begrenzt von 2 Geraden und der Meniscuskurve als Hypotenuse. Die Höhe des Prismas AD wählten wir willkürlich = 1 cm. Der Inhalt des waagerecht an der Wand des eingetauchten Körpers liegenden Flüssigkeitsprismas ist nun leicht zu bestimmen, wenn man seine Grundfläche kennt. Wir haben zunächst geglaubt, daß die Hypotenuse derselben, die Meniskuskurve, sich als einfache Kugelschnittlinie herausstellen und somit leicht berechnen ließe. Es zeigte sich aber, daß weder eine Ellipse, noch eine Hyperbel, noch eine Parabel vorlag, sondern eine rein empirisch gewonnene Kurve. Die Größe der Grundfläche ABC wurde durch direktes Ausmessen des Photogramms mit einem Planimeter bestimmt und diente uns als Vergleichsmaß zur Bestimmung der Benetzbarkeit. Nach den Angaben von Prof. DÄNZER (Frankfurt a. M.) stellt die ausplanimetrierte Fläche ein direktes Maß für die Benetzbarkeit dar.

Als Einheit der Benetzbarkeit haben wir die Flüssigkeitsmenge angenommen, die auf 1 cm Niveaulinie (Benetzbarkeitslinie AD von Abb. 1) gehoben wird. Die planimetrisch ausgemessene Dreiecksfläche ist also noch mit dem spezifischen Gewicht zu multiplizieren, was bei Untersuchungen in Wasser natürlich wegfällt. Der Ausdruck: Die Benetzbarkeit von Glas für Wasser ist gleich 49, bedeutet also, daß auf 1 cm Benetzungslinie 49 mg Wasser gehoben werden. Da sich bald ergab, daß die Benetzbarkeit verschiedener Stoffe von Blut von der durch Wasser nicht viel abweicht und das Arbeiten mit Blut große Schwierigkeiten bereitet, wurden die meisten Bestimmungen nur mit destilliertem Wasser ausgeführt, das gegenüber Blut noch den Vorteil vollständiger Durchsichtigkeit und Gerinnungslosigkeit bietet.

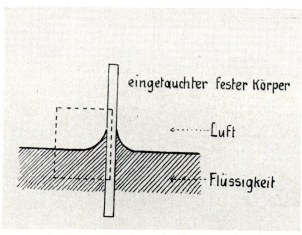

Abb. 2: Messung der Benetzbarkeit.

Es folgen nun einige Photogramme, die den Meniskus wiedergeben, den die einzelnen Substanzen mit der Flüssigkeit bilden (Abb. 2) — (s. auch Abb. 3 und 4).

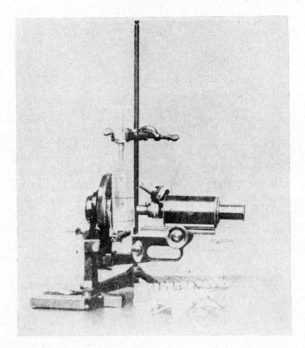

Abb. 3: Trog am liegenden Mikroskop mit der zu prüfenden eingetauchten Substanz.

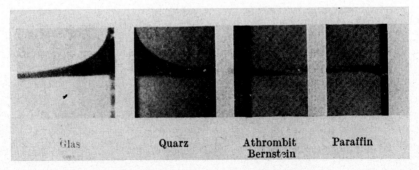

Abb. 4: Höhe des Meniskus bei verschiedenen Substanzen.

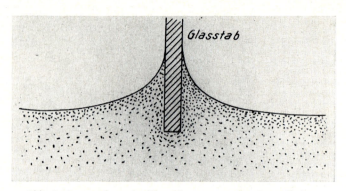

Abb. 5: Ansammlung der Thrombozyten an den Grenzflächen.

Mit der Berechnung des Meniskusprismas hatten wir also ein Verfahren gefunden, die Benetzbarkeit einer Substanz genau zu bestimmen. Wenn sich nun die Vermutung von FREUND, BORDET und GENGOU bestätigte, daß die Gerinnung des Blutes in erster Linie von der Benetzbarkeit der Substanz beeinflußt werde, mit der sie in Berührung kommt, dann war mit dieser Methode ein Weg gefunden, blutgerinnungsverzögernde Substanzen mit Zuverlässigkeit zu suchen.

Um die Richtigkeit dieser Hypothese nachzuprüfen, mußten nunmehr die verschiedenen Substanzen, deren Benetzbarkeit festgestellt war, direkt auch auf ihren Einfluß auf die Blutgerinnung untersucht werden. Der Einfachheit halber wurde zur Bestimmung der Blutgerinnungszeit die Methode von MILIAN gewählt, da wir uns bei der Prüfung jeder Substanz nicht die zur Bestimmung der Gerinnungszeit notwendige Apparatur aus dieser Substanz anfertigen konnten. Die Miliansche Methode, später von HINMAN und SLADEN verbessert, besteht darin, daß man Blutstropfen auf die Oberfläche der sorgfältig gereinigten, zu untersuchenden Substanzen fallen läßt, die Zeit des Einstiches in die Fingerkuppe, des Herausquellens und Auffallens des Blutstropfens notiert und denselben dann beobachtet. Die Gerinnung ist vollendet, wenn man den Objektträger senkrecht aufrichten kann, ohne daß eine Änderung der Konturen des Tropfenprofils auftritt. Ist das Blut noch nicht geronnen, so strömt es nach dem tiefsten Punkt und der Tropfen nimmt die Gestalt einer Träne oder Birne an. Auf diese Weise wurden die einzelnen Substanzen überprüft.

Es ergibt sich also ein auffälliger Parallelismus zwischen Benetzbarkeit durch Wasser und Gerinnungszeit des Blutes in dem Sinne, **daß die Gerinnungszeit um so länger ist, je geringer die Benetzbarkeit ist.**

Zu berücksichtigen ist dabei jedoch die Beschaffenheit der Oberfläche der zu untersuchenden Substanz, ob glatt oder rauh (Hochglanzpolitur!); rauhe Flächen zeigen wegen ihrer vergrößerten Fläche größere Benetzbarkeit und dementsprechend kürzere Gerinnungszeiten.

	Benetzbarkeit	Gerinnungszeit in Minuten
Glas	49	15—20
Quarz	44	20
Platin	10	40
Stahl	7	40
V2a-Stahl (hochglanzpoliert)	3,6	45
Nickel	6	45
Gold	3,6	45
Athrombit (Kunstharz)	2,4	45
Bernstein	2,4	45
Paraffin	—7	50

Tab. 2: *Gegenüberstellung von Benetzbarkeit und Gerinnungszeit*

Wenn wir nun einen Parallelismus zwischen Benetzbarkeit und Blutgerinnung festgestellt haben, so muß diesem doch wohl ein innerer Zusammenhang zugrunde liegen. Wie können wir uns einen solchen vorstellen?

Das Blut ist ein unstabiles System, in dem vermutlich fortwährend Vorgänge stattfänden, z. B. Zerfall der Blutplättchen, wenn die Dauer des Zerfalls nicht zu gering wäre. Durch die Berührung mit einer fremden Oberfläche werden diese Gerinnungsvorgänge so beschleunigt, daß es nach einiger Zeit (Gerinnungszeit!) zur Gerinnung kommt. Man könnte demnach die fremden Oberflächen geradezu als mechanische Katalysatoren der Gerinnung bezeichnen. Sie erweisen sich also um so wirksamer, je benetzbarer sie für Blut sind. Welcher Art die Oberflächenwirkung ist, darüber kann man nur Vermutungen hegen. Im Vergleich zu anderen katalysatorisch wirkenden Oberflächen wird man daran denken können, daß es an der benetzbaren Oberfläche zu einer größeren Konzentration der für die Gerinnung wesentlichen Blutbestandteile kommt, z. B. die Blutplättchen (siehe Abb. 5).

Auch die ungleichmäßig starke Plasmabildung bei demselben Blut in Auffanggefäßen verschiedenen Materials zeigt uns den Frühbeginn der Gerinnung bei Glas und den späteren bei Bernstein. Im Glasbecher kommt es früher zur Gerinnung; die sich senkenden roten Blutkörperchen verfangen sich schon bald im Fibrinnetz. Es kann sich nun eine niedrige helle Plasmaschicht bilden im Gegensatz zu dem Vorgang im Bernsteingefäß, in dem das Blut später gerinnt, so daß den Blutkörperchen für den Sedimentierungsprozeß längere Zeit zur Verfügung steht. Auf diese Weise kann sich eine höhere Plasmaschicht bilden, so daß man eine Blutreinigungsverzögerung sichtbar machen kann (s. Abb. 6).

Als Ergebnis der bisher beschriebenen Untersuchungen können wir feststellen:

1. Es wurde eine Methode zur Messung der Benetzbarkeit entwickelt.

2. Durch Bestimmung der Benetzbarkeit des Blutes gegenüber den verschiedenen Substanzen und Feststellung der Benetzbarkeit der gleichen Substanzen, wurde folgende Gesetzmäßigkeit gefunden: **Stark benetzbare Körper beschleunigen die Gerinnung des Blutes, wenig benetzbare verzögern sie.**

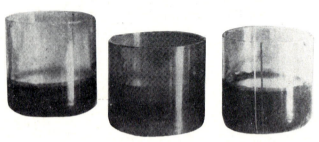

Abb. 6: Die verzögerte Gerinnung im Bernsteingefäß (Mitte) erkennt man an der Höhe der Plasmaschicht, die höher als in den Glasgefäßen ist.

b) Die für die Praxis wichtigsten, die Blutgerinnung verzögernden festen Substanzen

Kunstharze

Unter Kunstharzen versteht man künstlich erzeugte harzartige Produkte. Dazu gehören gehärtete Harze, Harzsäureester, Vumaronharze und Phenolkondensationsprodukte. Die letzteren entsprachen bei meinen Untersuchungen am meisten den an sie zu stellenden Forderungen. Diese Formaldehyd-Phenolharze entstehen durch Kondensation von Phenol (Kresol, Naphthol), bei Benutzung von Lösungsmitteln. Derartige Kunstharze sind Decorit, Vigorit, Herolith, Ambrasit, Resan u. a. m. Wir haben alle Kunstharze wegen der die Blutgerinnung verzögernden Wirkung „Athrombit" (aus α — privativum und Thrombus = Gerinnsel) genannt. Die Kunstharze sind zwar wenig benetzbar und säurefest, aber nicht alkalifest und nicht durchsichtig. Durch 5 Minuten langes Einlegen in kochendes Wasser sind sie sterilisierbar, quellen aber, so daß leider eine Verarbeitung zu gut ziehenden Spritzen nicht möglich ist. Empfehlenswert, weil weniger quellend, ist die Sterilisation in Sublimat, Oxyzyanat und Kaliumbichromatschwefelsäure. Heißluftsterilisation bei 120° C ist nicht möglich, da das Material biegsam, elastisch, nach dem Erkalten rissig und spröde wird.

Aus allen diesen Gründen lag der Gedanke nahe, den Naturbernstein in den Kreis unserer Untersuchungen aufzunehmen. Durch das Entgegenkommen der Staatlichen Bernsteinwerke Königsberg i. Pr. war es mir möglich, 1929 im Forschungslaboratorium der Bernsteinwerke innerhalb eines $^3/_4$ Jahres die einzelnen Arten des Naturbernsteins auf ihre Brauchbarkeit hin zu untersuchen.

Während meines Aufenthaltes in Ostpreußen (1929), gewann man den Bernstein bergmännisch im Tagebau bei Palmnicken aus der „blauen Erde". Ob das heute noch geschieht, nachdem Ostpreußen in russischen Händen ist, entzieht sich meiner Kenntnis. Nur etwa ein Zehntel des gefundenen Bernsteins wurde durch Lesen am Strand oder durch Schöpfen aus der See gewonnen.

Wegen seiner geringen Benetzbarkeit, seiner chemischen Indifferenz und Widerstandsfähigkeit gegenüber Säuren und Alkalien, seiner hohen Politurfähigkeit und seiner blutgerinnungsverzögernden Eigenschaft erwies sich Preßbernstein als das für unsere Zwecke brauchbarste Material. Preßbernstein wird aus dem nicht für Schmuckgegenstände zu verwendenden Material nach Befreiung von der Verwitterungsrinde hergestellt, gemahlen und unter sehr hohem Druck (über 1500 Atmosphären) ohne Anwendung von Bindemitteln zu Platten, Stangen, Büretten zusammengepreßt. Bernstein ist in seiner gerinnungsverzögernden Wirkung dem Paraffin ähnlich, aber ihm durch seine größere Festigkeit, Härte, einfache Sterilisierbarkeit und Durchsichtigkeit bzw. Durchscheinbarkeit bei weitem überlegen.

Bernstein hat ein spez. Gewicht von 1,0—1,1, eine Härte von 2,0—2,5 und schmilzt bei 287° C. Auf einfache Weise kann Naturbernstein von Kunstbernstein (gefärbtem Glas!) unterschieden werden. Naturbernstein schwimmt auf einer gesättigten Kochsalzlösung, Kunstbernstein geht unter.

V 2 a - (Nirosta-) Stahl

Nachdem wir nun in Bernstein ein Material hatten, das in Blutforschung und Praxis den entschiedenen Vorzug verdient, galt es nunmehr, nach demselben Prinzip ein Material zur Herstellung von Kanülen zu suchen. Betrachten wir uns eine neue gewöhnliche Rekordkanüle, so fällt uns auf, daß dieselbe außen wunderschön blank ist, die innere Fläche dagegen ist bedeckt mit Zunder, einer schwarzen Masse, die schon wegen ihrer Rauhigkeit die Blutgerinnung stark beschleunigt. Photographieren wir den Meniskus der Spitze einer solchen Kanüle beim Eintauchen in eine wäßrige Flüssigkeit, so finden wir dementsprechend einen deutlichen Unterschied in der Höhe des Meniskus an der Außen- und an der Innenfläche der Kanüle (Abb. 7). Wenn man dagegen eine Kanüle aus dem Kruppschen V2a-Stahl innen und außen hochglanzpoliert, haben wir auch hier unser Ziel erreicht.

Die Bedeutung von Athrombit, Bernstein und V2a-Stahl für die medizinische Praxis

Die von uns entwickelte Methode der Blutübertragung besteht aus einer Bürette, 2 Bechern aus Bernstein oder Athrombit und einer V2a-Stahl-Kanüle. An der Bürette befindet sich ein Gebläse, um durch Luftdruck das Blut schneller beim Empfänger einfließen zu lassen.

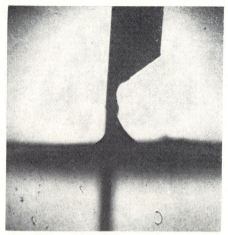

Abb. 7: Verschieden starke Benetzbarkeit der Außen- und Innenseite einer gewöhnlichen ganz neuen Rekordkanüle.

Vor dem Einstich beim Spender bringt man etwas physiologische Kochsalzlösung in die Bürette. Man beginnt mit dem Veneneinstich beim
Empfänger, um sicher zu sein, daß man in der Vene ist. Liegt die Empfänger-
kanüle gut in der Vene, sichtbar an dem einströmenden Blut in die
physiologische Kochsalzlösung, beginnt man mit der Venenpunktion beim
Spender. Sobald der erste Becher mit 100 ccm Blut gefüllt ist, wechselt man
den Becher, entleert den gefüllten Becher in die Bürette und so fort. Mehr als
500—600 ccm Blut sollte man nicht übertragen. Nachdem ich schon in
Friedenszeiten mit dieser Bechermethode erfolgreich gearbeitet hatte, bestand
diese Methode ihre Generalprobe im Kriege. Ich war als Internist eines Feld-
lazerettes für die Durchführung der Bluttransfusionen verantwortlich und
hatte eine Bernsteinbecherapparatur mitgenommen. Bedingt durch die
Gefechtslage, wurde unser Feldlazarett auf dem schnellen Vormarsch im
Westen als Hauptverbandsplatz eingesetzt, also unter Beschuß. Während
man bei den anderen Bluttransfusionsmethoden unter solch primitiven Verhältnissen Übertragungen nicht durchführen konnte, war es mit unserer
Methode möglich. Der große Vorteil bestand eben darin, daß Spender und
Empfänger völlig getrennt waren. Auf diese Weise konnte ich auch einmal
eine Blutübertragung durchführen, bei der der Spender auf dem Boden lag
und der Empfänger in der oberen Etage eines 2stöckigen Bettes. Oft rief der
Chirurg während einer Operation „wenn Sie in 5 Minuten dem Patienten
400—500 ccm Blut infundiert haben, bleibt er am Leben". Sofort legte ich
einen Sanitätsdienstgrad mit der erforderlichen Blutgruppe auf den Boden
und entnahm ihm Blut. Der Empfänger blieb auf dem Operationstisch. Nach
Erledigung der Transfusion konnte der Chirurg mit seiner Operation fort-
fahren. Auf dieses Weise haben wir manchem Soldaten das Leben gerettet.

Durch diese Erfolge war der Chirurg einer Sanitätskompanie, in Zivil Oberarzt einer Universitätsklinik, so begeistert, daß er noch während des Vormarsches einen Bericht über unsere Methode an die Heeressanitätsinspektion machte. Als Erfolg dieses Berichtes kam an verschiedene Sanitätskompanien und Feldlazarette je eine unserer Bluttransfusionsapparaturen. Leider aber verstand der Aufkäufer für den Sanitätspark nichts von der Verwendung von Athrombit und Bernstein für die Apparatur; denn eine Schwindelfirma hatte anstatt dieser Substanzen Apparaturen aus gefärbtem Glas geliefert. Auf diese Weise war die große Chance für diese Apparatur verspielt, denn die Bluttransfusionen mißlangen aus naheliegenden Gründen.

Zum Schluß seien die Vorteile der von mir in Friedenszeiten mit Erfolg benutzten Bechertransfusionsmethode wiedergegeben:

1. Meßbarkeit des übertragenen Blutes.
2. Völlige Trennung von Spender und Empfänger (evtl. in verschiedenen Räumen).
3. Unmöglichkeit des Rückflusses von Empfängerblut auf den Spender.
4. Möglichkeit, die Transfusion sofort zu unterbrechen.
5. Erhalten der Vene im Gegensatz zur venae sectio.
6. Einfachste Technik (nach Venenpunktion ist nur die Bürette oder Kanüle bei Spender und Empfänger zu halten).
7. Schnellste Sterilisation (durch 5 Minuten langes Einlegen in bereits kochendes, destilliertes Wasser).
8. Wegfall des Operationsschocks (am Krankenbett oder an der Unfallstelle unter primitivsten Verhältnissen wie eine gewöhnliche intravenöse Injektion durchführbar).

Neben der Blutübertragungsapparatur wurden noch folgende Geräte aus Athrombit, Bernstein bzw. V2a-Stahl entwickelt: eine Thrombozytenzähl-pipette, eine Aderlaßkanüle, ein Universalthrombometer zur Bestimmung der Vor- und Nachgerinnungszeit, der Retraktionszeit und Serumausscheidung sowie je ein Gerät zur Bestimmung der natürlichen Blutgerinnungszeit ohne Citratzusatz und eine Apparatur zur Refraktometrie. Sie können in meinem Buche „Die physikalische Seite des Blutgerinnungsproblems und ihre praktische Bedeutung", 1931, Verlag G. Thieme, Leipzig, nachgelesen werden. Nur eins ist vielleicht noch interessant zu erwähnen. Wenn man zu einem Patienten mit leichtem Erysipel die Senkungszeit nach WESTERGREEN bestimmt und ein andermal nach LAMPERT, so ist sie im 1. Fall stark erhöht, im 2. Falle jedoch nicht, während sie bei einem Ovarialkarzinom *ante exitum* im 1. Falle nicht erhöht ist, im 2. Falle dagegen stark. Man könnte diesen Vergleich zu einer prognostischen Methode ausbauen.

Nach demselben Prinzip wurde gemeinsam mit meinem väterlichen Freund Dr. Dr. LIESEGANG aus V2a-Stahl ein Retraktometer entwickelt (Abb. 8).

Nachdem Königsberg und die Bernsteinwerke seit dem Ende des letzten Krieges im Besitz von Rußland sind, mußten die Untersuchungen mit Bernstein leider unterbrochen werden. Ostpreußen ist das einzige Land

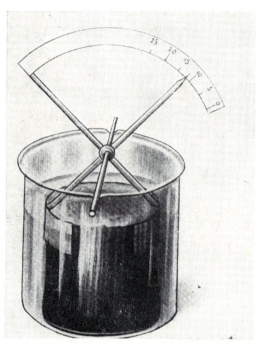

Abb. 8: Messung des Blutgerinnsels mit dem Retraktometer.

gewesen, in dem Bernstein gewonnen und technisch verarbeitet wurde. Inwieweit sich russische Wissenschaftler um die Weiterentwicklung der beschriebenen Geräte bemühen werden, entzieht sich meiner Kenntnis. M. E. wäre mit noch weiteren Ergebnissen der Forschung auf der Basis der „rauhen Fläche" zu rechnen.

Neben den genannten Untersuchungen über die „rauhe Fläche" liefen auch kolloidchemische Beobachtungen an Athrombit und Bernstein über das Schrumpfungsproblem (Synärese). Sie wiederum führten uns auf eine bis jetzt noch nicht bekannte Arbeitshypothese über die Entstehung der Embolie, die im übernächsten Kapitel besprochen werden soll.

2. Grenzflächenfernwirkung und Raumeinfluß

WILDEGANS schreibt in seinem Buch „Die Bluttransfusion" Seite 81: Es ist die Frage, ob die rein physikalische Betrachtung ohne Berücksichtigung der kolloidchemischen oder fermentativen Prozesse im extravaskulären Blut dem komplizierten Vorgang der Gerinnung und ihrer Verhütung voll gerecht werden kann." M. E. ist kolloidchemisch und fermentativ nicht dasselbe, andererseits aber ist die Kolloidchemie ein Teil der Physik und wird seit 1913

22

nach R. Marc auch als die „Lehre der Grenzflächenwirkungen" bezeichnet. Da aber die zukünftige medizinische Forschertätigkeit sich nicht nur mit klassisch-chemischen, sondern vor allem auch mit kolloidchemischen Problemen beschäftigen muß, scheint es dringend notwendig, einmal an einfachen Beispielen zu zeigen, welch ungeheure Wirkungen von verschiedenartigen Grenzflächen, von Ecken, Kanten und von verschieden großen Räumen ausgehen können.

Als Demonstrationsmethode wählten wir die Beeinflussung von Silikatgewächsen (röhrenförmige, gefäßähnliche Gebilde). Wirft man in ein mit Wasserglas gefülltes Gefäß eine Sublimatpastille, so wachsen aus dieser feinste, röhrenförmige Gebilde zu einer bestimmten Höhe, je nach der Verteilung und Stellung der Grenzflächen. In einem viereckigen, niedrigen Gefäß sind die Gebilde kurz und klobig, in einem hohen Zylindergefäß lang und sehr dünn, endend in einer glockenförmigen Blume (Abb. 9). Diese Beobachtung zeigt uns den Einfluß der verschiedenartigen Form des Raumes auf die in ihm sich abspielenden Vorgänge.

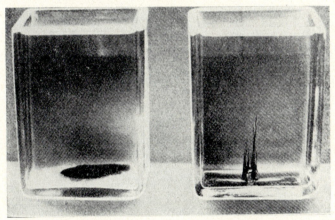

Abb. 9: Wachstum von Silikatgefäßen auf unterschiedlich benetzbarer Bodenfläche.

Noch viel interessanter aber ist die Beobachtung des Einflusses verschieden benetzbarer Grenzflächen. Nehmen wir 2 gleichgroße Gefäße, mit gleich viel Wasserglas gefüllt, nur mit dem Unterschied, daß die Bodenfläche des einen eine paraffinierte Fläche von doppelter Pastillengröße aufweist, so werden die sich im Innern des Gefäßes abspielenden Vorgänge ganz verschieden beeinflußt. Werfen wir auf die Mitte der Bodenfläche beider Gefäße je eine gleichgroße Sublimatpastille, so sehen wir im nicht paraffinierten Glasgefäß die von der Oberfläche der Sublimatpastille aufschießenden Silikatgefäße senkrecht nach der Wasserglasoberfläche (Grenzfläche Luft/Wasserglas) ziehen. In dem paraffinierten Gefäß dagegen erheben sich die Silikatgefäße von dem oberen Rand der Sublimatpastille nicht nach oben, sondern neigen sich nach unten, um sich auf der Paraffinfläche zu vereinigen und als breite, (Grenz*kanten*wirkung), dann an der Glaswand emporzusteigen (Abb. 10). Durch diesen Versuch sehen wir, daß ein und derselbe Vorgang, nämlich das Wachsen der Silikatgefäße, durch eine benetzbare und eine unbenetzbare Grenzfläche ganz entgegengesetzt in seiner Richtung beeinflußt werden kann.

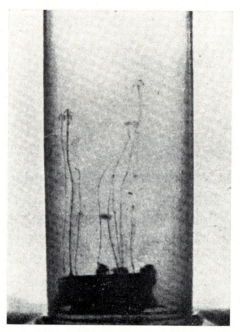

Abb. 10: Wachstum von Silikatgefäßen in hohem zylindrischen Gefäß.

Wiederum erhebt sich die Frage, ob nicht die verschiedene Benetzbarkeit der Grenzflächen auf der Wirkung verschiedener elektrischer Potentiale beruht. Im elektrischen Feld gehen die Silikatgefäße nach der Kathode.

Auf jeden Fall weisen diese eindeutigen Versuchsergebnisse auf die Bedeutung hin, die wir bei der Beurteilung biologischer Vorgänge dem Raumeinfluß und den Grenzflächenfernwirkungen beimessen müssen. Sie sollten fortgesetzt werden.

3. Das Schrumpfungsproblem (Synärese) — Erste Arbeitshypothese für die Entstehung der Embolie (Literatur dazu s. S. 147)

Bisher wurde das Thrombose-Embolie-Problem meist von der pathologisch-anatomischen oder klinischen Seite in mehr morphologischer oder chemisch-physiologischer Betrachtungsweise angefaßt. Wir erhielten dabei wohl Aufschluß über die Entstehungsbedingungen und das Wesen der Thrombose; um die Frage der Embolie hat man sich dabei wenig gekümmert. Aber gerade sie ist es, die erst die Thrombose zur gefürchteten Erkrankung macht. Demgegenüber scheint die kolloidchemische Denk- und Arbeitsweise einen aussichtsreicheren Weg zu weisen, tiefer in das Embolieproblem einzudringen. So wie die Synärese jeder Koagulation, jeder Gelbildung der Kolloide folgt, die Serumausscheidung und die Retraktion des Blutkuchens sich an jede Blutgerinnung anschließt, so ist die Embolie nur eine selbstverständliche Folge der Thrombose, falls nicht bestimmte Bedingungen den natürlichen Schrumpfungsprozeß, in diesem Falle das selbständige Loslösen des Thrombus von der Gefäßwand, hindern oder ihn in eine andere Richtung lenken. Zwar hatte man schon lange (BAILLIS 1786, VIRCHOW 1845) die Thrombose mit der Blutgerinnung außerhalb des Körpers verglichen, nicht aber die Embolie mit dem Vorgang der Retraktion und Serumausscheidung, sondern hat sie als einfaches Losreißen durch Faktoren erklärt, die außerhalb des Thrombus liegen. Erst die kolloidchemische Forschungsrichtung zeigt uns Wege, die uns diesem Vorgang näherführen.

Synärese

Unter Synärese versteht man den bei der Alterung von Gelen auftretenden Vorgang der Retraktion und Flüssigkeitsabsonderung. Obwohl schon im Jahre 1864 GRAHAM bei seinen Versuchen am Kieselsäuregel von Synärese sprach, wurden die Kolloidchemiker doch erst vor mehr als 50 Jahren von W. OSTWALD wieder auf diesen Vorgang aufmerksam gemacht.

Man beobachtet die Synärese bei anorganischen, organischen Gelen und technischen Gallerten. Am besten orientiert über diese Beobachtungen die umfassende Arbeit von A. KUHN „Über Synärese", Kolloidzeitschrift 46, H. 4, S. 209—314 (1928).

Zum besseren Verständnis des Vorgangs der Synärese ist es notwendig, nochmals ganz allgemein auf den Vorgang der Gelbildung einzugehen. Ein in Wasser verteilter Stoff kann nur in einem ganz bestimmten physikalischen Zustand mit dem Lösungsmittel Wasser eine mehr oder minder konsistente Gallerte bilden. Nur in kolloiddisperser Form ist die betreffende Substanz zu solcher Gel- oder Gallertbildung befähigt. Durch 2 Stabilisierungsfaktoren kann dieser Kolloidzustand festgehalten werden. Es sind dies nach der allgemeinen Anschauung entweder die zwischen den Einzelultramikronen wirkenden elektrischen Kräfte gleichen Vorzeichens, die eine Abstoßung der durch die Wärmebewegung sich nähernden Kolloidteilchen bewirken und so ein Zusammentreten der kleinen Teilchen zu größeren Aggregaten verhüten, oder die Hydratation, d. h. die Anlagerung von Wasser an irgendeinen im Wasser dispergierten Stoff. Diese Hülle um die Ultramikronen kann verschieden stark sein. So sind die Biokolloide meist stark hydratisierte Systeme, was ihnen eine gewisse Schutzwirkung verleiht. Kommt es nun bezüglich erstgenannten Stabilisierungsfaktors durch irgendeinen Einfluß zu einem

Sinken des Potentials unter einen gewissen kritischen Wert, also zu einer Entstabilisierung der elektrostabilisierten Kolloidteilchen, der Mizellen, so ist die Folge ein Zusammentreten der kleinsten Teilchen, eine Koagulation. Die weitere Retraktion bzw. Koagulation der Teilchen kann aber nur bei gleichzeitigem Eintreten einer Dehydratation erfolgen. Und diese Dehydratation ist gleichbedeutend mit Serumausscheidung. So sehen wir, daß Koagulation und Synärese aufs engste miteinander verbunden sind. Je nach Stärke der Hydratationshülle und der Menge des intramizellaren Wassers, werden sich kleinere oder größere Mengen von Synäreticum vorfinden, die später oder früher sichtbar werden. Neben dem eben Gesagten werden wir unter diesen Voraussetzungen also im Hinblick auf die beiden Stabilisierungsfaktoren auf zweierlei Art die Synärese beeinflussen können; einmal durch Veränderung der zwischen den Einzelultramikronen wirkenden elektrischen Kräfte (Ionenabsorption) oder aber durch Beschleunigung oder Verlangsamung der Dehydratation (hygroskopische, also wasserentziehende Mittel).

Aufgrund dieser theoretischen Überlegungen wurde im nächsten Abschnitt eine erste Arbeitshypothese für die Entstehung der Embolie beschrieben und darauf eine Therapie entwickelt, die eine sichere Verhütung zum Ziele hat.

4. Das Embolieproblem (Literatur dazu s. S. 147)

Das Thrombose-Embolie-Problem wurde bisher nur vom Blickpunkt der Thrombose bearbeitet. Mit Recht sagte man sich: Ohne Thrombose — keine Embolie. Leider hat man aber nach den Kenntnissen über die Thrombosebildung in der Verhütung der Embolie noch keinen Fortschritt erzielt. Zwar wurde durch die Antikoagulantientherapie und andere Methoden die Zahl der Thrombosen gesenkt, aber immer gibt es neben gefährlichen Blutungen noch Thrombosen und damit tödliche Embolien.

Auch die Tatsache, daß nach STAEMMLER und WILHELMS die Embolie 14 % aller Todesursachen darstellt und jenseits des 60. Lebensjahres sogar bei jedem 4. Menschen die Embolie als Todesursache gefunden wird, zwingt uns, das Thrombose-Embolie-Problem, wie oben schon angedeutet, einmal von einer anderen Seite aufzurollen. Dazu kommen noch die Angaben von LUBARSCH, der in 59 %, RANZI, der in 70 %, GERLACH, der in 61—70 % und DIETRICH, der in 53,1 % der bestehenden Thrombosen Embolien feststellen konnte, ganz abgesehen von den Angaben von GSELL und STRÄSSLE, die unter 2 687 Sektionen des Pathologischen Institutes Bern der Jahre 1950—60 in einem Fünftel aller Todesfälle Embolien fanden. Bedenken wir doch immer wieder, daß nicht die Thrombose, sondern die Embolie die lebensgefährliche Erkrankung ist.

Diese eben genannten Tatsachen zwingen uns, den Vorgang der Embolie selbst eingehend zu studieren und nicht nur die Thrombose. Noch immer wird die Meinung vertreten, daß die Embolie durch ein einfaches Losreißen des Thrombus von der Gefäßwand, durch Druck oder Stoß von außen oder innen entsteht. So einfach aber liegen die Dinge nicht. Wenn man wegen der Frage der Thromboseentstehung den Vorgang der Gerinnung genauestens untersucht hat, sollte man bei der Frage nach der Embolieentstehung die der Gerinnung folgenden Vorgänge der Retraktion des Fibrins in gleicher Weise eingehend beobachten.

So wie nach der Thrombose die Embolie auftritt, so folgt nach der Gerinnung zwangsläufig der Vorgang der Schrumpfung des Gels. M. E. sind wir aus diesem Grunde berechtigt, diesen Vorgang der Schrumpfung, der eine Retraktion mit Serumausscheidung darstellt, der Embolie gleichzusetzen. Im Jahre 1931 habe ich deshalb eine Theorie der Embolieentstehung aufgestellt. Meine Arbeitshypothese besagte, daß die Embolie nicht ein einfaches Losreißen von der Gefäßwand ist, sondern primär ein selbsttätiges, durch die Retraktion des Fibrins bedingtes, gleichseitiges und allseitiges Loslösen von der Gefäßwand. Drei Gründe zwingen zu dieser Anschauung:

1. LUBARSCH fand vereinzelt Embolien im Schlaf, also im Ruhezustand, ohne äußere oder innere Druckeinwirkung.

2. Jeder Embolus hat eine glatte Oberfläche, so daß der Thrombus, bevor er zum Embolus wurde, schon von Blutflüssigkeit umspült gewesen sein muß. Ein plötzliches Abreißen des Thrombus von der Gefäßwand müßte eine rauhe Oberfläche zurücklassen.

3. Am wichtigsten aber als Grundlage für unsere Theorie sind folgende Beobachtungen:

Der Pathologe v. BAUMGARTEN hat durch Wiegen ein Kleinerwerden des Thrombus infolge Flüssigkeitsabgabe feststellen können. Auch der Pathologe BENECKE hat eine Gewichtsabnahme des Embolus gegenüber dem Thrombus bei gleichzeitiger Serumabgabe gefunden.

Daß die Embolie durchweg von einem Gerinnungsthrombus stammt, erlaubt uns erst recht, die Vorgänge innerhalb und außerhalb der Gefäße bis zur Entstehung der Thrombose und der Embolie mit den Gerinnungsvorgängen in einem Glasgefäß und den sich daran anschließenden Veränderungen der Schrumpfung mit Serumausscheidung zu vergleichen. 1931 schrieb ich: „Bis jetzt wurde dieser Vorgang rein mechanisch mit dem Abreißen durch eine Kraft von außen erklärt (starke plötzliche Bewegung, plötzliche Blutstrombeschleunigung, Erhöhung des Innendrucks durch die Bauchpresse u. a. m.). Mögen diese Vorgänge auch als letzte Veranlassung in Frage kommen, so beruht dieses Loslösen eines großen 10—20 cm langen Thrombus von der Gefäßwand doch wohl in erster Linie auf anderen tieferliegenden Ursachen. Während die rein mechanische Erklärung bei diesem Vorgang dem Thrombus keinerlei aktive Kraft zuschreibt, möchte ich aufgrund der physikalischen (also kolloidchemischen) Untersuchungen über die Retraktion an eine jedem Gerinnsel innewohnende Kraft, die dem Fibrin innewohnende eigene Retraktionskraft erinnern. Im Gegensatz zu der früheren Anschauung von dem primären einfachen Losreißen des Thrombus sehe ich also zunächst ein allseitiges, gleichzeitiges, aktives Loslösen des Thrombus von der Gefäßwand als Hauptfaktor der Embolieentstehung an.“

Diese Arbeitshypothese gewinnt langsam auch in der Pathologie an Boden. So schreibt I. E. FRENCH auf S. 180—205 in Kapitel 9: „Thrombosis" des Handbuches „General Pathology" von FLOREY, Verlag W. B. Saunders Comp. Philadelphia and London 1958: „The Thrombus may shrink by a process which corresponds to clot retraction in vitro. As serum is extruded the fused platelets are reduced to a homogeneus hyaline and the fibrin strands become more condensed. As his occurs, cleffs appear in the thrombus and it may drawn away from the vessel wall at point where it is not firmly adherent. This retraction of the Thrombus may be an important faster in restoring patency in some thrombosed vessels (Reference: KRISTENSON, A. [1932] Acta Med. Scand. 77 351).

Auch im deutschen Schrifttum finden sich jetzt ähnliche Gedankengänge. Im Lehrbuch von LETTERER „Allgemeine Pathologie", Verlag Thieme, Stuttgart, finden sich Angaben, daß „sich ein frisch gebildeter Thrombus in einem Gefäß infolge der in der 3. Phase eintretenden Retraktion des Gerinnsels und der Fibrinolyse in einer gewissen Weise von der Gefäßwand ablösen muß".

Wir sehen also daraus, daß wir für eine Therapie der Embolieverhütung vor allem die Vorgänge der Retraktion des Koagulums studieren müssen und nicht nur die Gerinnung im engeren Sinne. In dem oben angeführten Buch von LETTERER finden sich 20 Seiten über Thrombose und nur eine Seite über Blutpfropfembolie. So wenig wurde der Vorgang der Embolie selbst studiert.

Aus allen diesen Gründen habe ich mich als Kolloidchemiker schon seit 1931 mit der letzten Phase der Gerinnung, d. h. mit der Synärese beschäftigt. Dieser bei der Alterung von Gelen entstehende Vorgang der Flüssigkeitsabsonderung, wurde an folgenden Gelen in mehreren Tausenden von Versuchen eingehend studiert: an Vanadinpentoxyd, Latex (Kautschukmilch), Kieselsäuregel, Kuhmilch, Tier- und Menschenblut u. a. m. Mir kam es dabei besonders darauf an, zu sehen, inwieweit die Ergebnisse bei den verschiedensten Gelen sich unter gleichen Versuchsbedingungen ähneln, so daß man an ein allgemein biologisches Phänomen denken konnte, oder, sich unterscheiden. Ziel war es, zu untersuchen, durch welche Maßnahmen die bei jedem Gel immer wiederkehrenden Vorgänge der Synärese, also die Schrumpfung, ganz unterbunden werden können. Damit hätten wir einen möglichen Weg für eine Embolieverhütung; jedoch nicht nur für die Embolie, sondern, wie sich später herausstellte, auch für die Frage der Steinbildung und sogar der Netzhautablösung sind diese Untersuchungen von Bedeutung, ja selbst der Industrie konnte ich z. B. bei der Gewinnung von Kautschuk aus Latex wertvolle Hinweise geben, die zu 5 Patenten führten.

Auch bei Untersuchungen von Substanzen, die bei der Krampfaderverödung benutzt werden, wurden interessante Beobachtungen gemacht. Bei Presojod, das man dabei verwandte, gab es ab und zu Embolien. Und interessanterweise stellte sich regelmäßig bei den Kieselsäureversuchen eine starke Synärese ein. Dagegen kam es bei jenen Substanzen, bei denen es nie zur Embolie kam, z. B. bei Traubenzucker, in jeder Menge zugesetzt, auch nicht zur Synärese. Sie wurde, angefangen mit *einem* zugesetzten Tropfen in einem Becherglas bis zu 20—30 Tropfen, stets verhindert.

Für die uns interessierende Frage der Embolieverhütung boten sich 2 Wege an. Bei dem 1. suchten wir während des Gerinnungsvorganges, d. h. also während der Thrombusbildung, Substanzen dem Blut zuzusetzen, die später die Schrumpfung des Gels und damit die selbsttätige Ablösung des Thrombus von der Gefäßwand verhinderten. Solche Substanzen sind die Pectine, Traubenzucker und das Calcium. Um also die Embolie zu verhindern, müßte man gleich nach einer Operation, einer Geburt oder während einer Infektionskrankheit diese Substanzen täglich dem Blut zuführen, damit sie bei beginnender Thrombusbildung zugegen sind. Dieser Weg wäre also, wie beschrieben, möglich. Er wurde von uns aber nicht weiter verfolgt, da der 2. Weg wesentlich einfacher ist und sicherer zum Ziele führte.

Für den 2. Weg der Embolieverhütung nutzen wir ein dem Kolloidchemiker bekanntes Phänomen, das **Prinzip des minimalen Vorsprungs,** das den Namen meines väterlichen Freundes LIESEGANG trägt. Es besagt folgendes:

Wenn in einem Gefäß nach einer Gelbildung aus irgendwelchen Gründen es nicht zur gleichzeitigen allseitigen Lösung des Koagulums von der Gefäßwandung kommt, sondern von irgendeiner Stelle des Gerinnsels sich vorzeitig gelöst hat, dann kommt es niemals mehr zu einer allseitigen Retraktion von der Gefäßwand, sondern das Gerinnsel retrahiert nach der dieser Stelle gegenüberliegenden Seite und haftet dort an der Gefäßwandung.

In einem Glasgefäß kommt es — wie bekannt — stets zu einer allseitigen Lösung des Gerinnsels von der Gefäßwand, so daß der Gerinnungspfropf, umgeben von Blutserum, sich in der Mitte des Gefäßes befindet. In einem auf der Innenwand paraffinierten Glasgefäß kommt es dagegen, wenn nicht gerade eine außergewöhnlich starke Retraktionskraft des Fibrins vorliegt, nicht zu einer Schrumpfung. Die Synärese bleibt völlig aus. Wenn man aber nun 2 Glasgefäße nimmt, die innen nur zur Hälfte paraffiniert sind, so wird — wie zu erwarten —, das Blut in den Gefäßen nach der Gerinnung von der nicht paraffinierten Glasseite sich retrahieren. Wenn man aber in einem Glas direkt nach Schluß der Gerinnung die Loslösung ausnahmsweise vom Paraffin künstlich mechanisch erzwingt, so löst sich nicht — wie man erwarten sollte — das Gerinnsel von der Glasfläche, sondern nur noch vom Paraffin. Es schrumpft und retrahiert sich jetzt also nach der diesmal festhaftenden Glasseite hin, weil der „minimale Vorsprung" an der paraffinierten Glasseite lag (Abb. 11).

Auf unser Embolieproblem angewandt heißt das: Wollen wir die Embolie, also die allseitige, gleichzeitige, intravasale Retraktion des Blutgerinnsels von der Gefäßwandung verhüten, so müssen wir durch irgendeine Maßnahme vorzeitig an irgendeiner Stelle den Thrombus von der Wandung lösen. Man müßte also das Fibrin und die Blutkörperchen an dieser Stelle auflösen. Schon 1914/16 hatte HEKMA nachgewiesen, daß Alkali Blutgerinnsel auflöst. Wir selbst hatten gesehen, daß abgetötete Blutkörperchen im elektromagne-

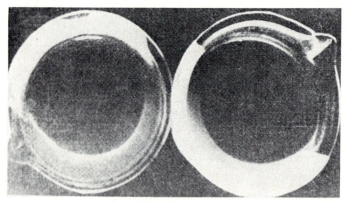

Abb. 11: Prinzip des minimalen Vorsprungs (Aufsicht auf 2 halb paraffinierte mit geronnenem Blut gefüllte Bechergläser) — a) Retraktion von der Glaswand — b) Retraktion von der Paraffinwand.

tischen Feld aufgelöst werden. Neuerdings hat RIENMÜLLER bestätigt, daß Erythrozyten und Leukozyten durch Einwirkung von Gleichstrom niedriger Stromstärke nach verhältnismäßig kurzer Dauer aufgelöst werden können. Was lag da näher, als den galvanischen Strom zu benutzen, um eine Konzentration von OH-Ionen an einer Stelle der Wandung zu erreichen und damit die Blutkörperchen aufzulösen. Dabei kommt es bei Menschenblut an der Anode zur gewünschten OH-Ionenkonzentration und damit zur **Ablösung des Thrombus an nur dieser Stelle.** Aber auch bei den Versuchen mit den anderen Gelen konnte der gleiche Vorgang festgestellt werden. An unserem Hauptversuchsmodell, dem Kieselsäuregel, an dem jede solcher Veränderungen nur ganz langsam vor sich geht, konnte man wegen der langen Dauer der Schrumpfung jede Phase genauestens beobachten. Noch jetzt laufen bei mir Studien in dieser Hinsicht über das Steinproblem seit dem Jahre 1931.

Die Ergebnisse der Beeinflussung irgendeines Gels durch den galvanischen Strom, die von meinen früheren Mitarbeitern LEWALTER, STEIGLER und KRAAS, durchgeführt wurden, waren folgende:

1. Bei Hindurchleiten des Gleichstroms durch ein Gel tritt eine Verkleinerung des Gels ein. Der hierdurch frei werdende Raum wird mit Flüssigkeit (dem Synäreticum) gefüllt.
2. Bei den Versuchen mit dem Kieselsäuregel als auch mit dem Blutkuchen war eine retraktionsbeschleunigende Wirkung des elektrischen Stromes festzustellen.

Diese Untersuchungen haben uns ermutigt, sie im Schlachthof Frankfurt/M. auf Blutgerinnsel in Venen großer Tiere auszudehnen. Mein Mitarbeiter STEIGLER hat an herausgeschnittenen, zugebundenen Rindervenen gearbeitet. Nachdem das eingeschlossene Blut zur Gerinnung gebracht und der elektrische Strom eingeschaltet worden war, konnten wir folgende Ergebnisse erzielen:

1. Es gelingt, durch den elektrischen Strom, infolge der Konzentration der OH-Ionen, an der Anode, und zwar nur an dieser einen Stelle, das Gerinnsel aufzulösen, d. h. also einseitig, vorzeitig so auf einfache Weise das Koagulum von der Gefäßwand zu lösen und damit die *all*seitige Retraktion von der Gefäßwandung zu verhindern.

2. Auf der Kathodenseite, nach der sich der Blutkuchen jetzt retrahiert, tritt eine vermehrte, makroskopisch sichtbare Haftung des Blutgerinnsels an der Venenwand ein (Abb. 12 und 13).

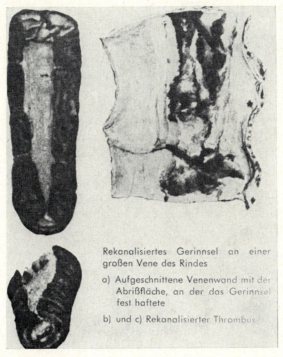

Rekanalisiertes Gerinnsel an einer großen Vene des Rindes

a) Aufgeschnittene Venenwand mit der Abrißfläche, an der das Gerinnsel fest haftete

b) und c) Rekanalisierter Thrombus

Abb. 12: Rekanalisiertes Gerinnsel aus einer großen Vene des Rindes — a) aufgeschnittene Venenwand, b) der rekanalisierte Thrombus — c) der rekanalisierte Thrombus.

Sowohl die Untersuchungen am Kieselsäuregel mit dem galvanischen Strom wie auch die in bezug auf unser Problem günstig verlaufenen Versuche am intravasalen Blutgerinnsel einer Vene von großen Schlachttieren gaben uns noch nicht das Recht, die sich aus unseren Untersuchungen entwickelte Methode der Embolieverhütung, d. h. die Rekanalisierung von venösen

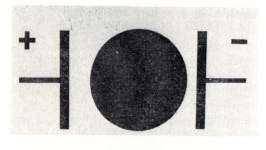

Abb. 13 a: *Vor*
der Behandlung

Abb. 13 b: *Nach*
der Behandlung

Abb. 13 a und b: Schema der Rekanalisierung des Thrombus.

Thromben schon beim Menschen anzuwenden. Erst die 1933 in Fortsetzung
der kolloidchemischen Versuche an 80 großen lebenden Hunden von
E. KRAAS am physiologischen Institut der North-Western University in
Chicago unter Leitung von Prof. IVY durchgeführten Tierversuche gaben uns
das Recht, unsere Methode der Embolieverhütung auch beim Menschen
anzuwenden.

Die Untersuchungen von KRAAS hatten folgendes Ergebnis:

1. Benutzt wurde ein galvanischer Strom von 5—10 mA Stärke und
40—60 Minuten Dauer. Dabei kommt es nicht zu einer Gerinnselbildung im
vorher freien, nicht thrombosierten Gefäß. Die Blutströmung bleibt unbeeinflußt.

2. Bei Durchgang des galvanischen Stromes durch ein intravasales Blutgerinnsel in der Vene eines lebenden Hundes kommt es dagegen an der
Kathodenseite zu einer festen Haftung des Gerinnsels an der Wand.

3. Schon 2 Tage nach der Stromeinwirkung wurde eine beginnende Fibro-
blastenvermehrung in das Gerinnsel an der Kathodenseite des Thrombus
hinein festgestellt; es folgt dann die Bildung des Granulationsgewebes, das
von der Intima und den oberflächlichen subintimalen Schichten ihren
Ausgang nimmt. Fünf Tage nach der Stromeinwirkung finden sich leuko-
zytenhaltige Kapillaren und Fibroblasten in dem Gerinnsel, die von der
Intima eingewuchert sind. Die Organisation macht dann weitere Fortschritte
und führt zur vollständigen Organisation des Thrombus.

4. Neben diesen histologisch festgestellten Vorgängen hat KRAAS auch beobachtet, daß das Gerinnsel genauso wie bei den kolloidchemischen Untersuchungen infolge Schrumpfung (Synärese) an Volumen verliert, sich nach einer Seite retrahiert, so daß das Gefäß wieder durchgängig wird. Die Blutzirkulation ist wieder möglich. **Damit ist die Embolie verhütet.**

Aufgrund der kolloidchemischen Untersuchungen und der Tierversuche waren wir jetzt berechtigt, mit den klinischen Behandlungen am Menschen zu beginnen. 20 Jahre habe ich in der Stille gearbeitet, bis ich die Ergebnisse veröffentlichte. Wenn in der Biologie ein hundertprozentiger Erfolg eintritt, wird er angezweifelt. Deshalb habe ich so lange auf eine Embolie nach einer mit meiner Methode behandelten Thrombose gewartet — **aber, sie kam nicht.** Schließlich hatte ich mich doch entschlossen, vor 10 Jahren die Methode endlich zu veröffentlichen.

Da wir in manchen Fällen (besonders bei der Verwendung kleiner Elektroden und bei größerer Stromdichte) auch schon bei 30 mA kleine Ulzera an der Haut bekamen, die zwar harmlos, aber doch unangenehm waren, haben meine Mitarbeiter FREVERT und EIGEL zum Anfeuchten der Schaumgummiunterlagen der Elektroden die Anwendung einer 2,6 %igen amphoteren Aluminiumhydroxydsuspension empfohlen und nicht einfaches Wasser. Die $Al(OH)_3$-Aufschwemmung läßt sich leicht aus 50—60 Aludrox-Tabl. pro Liter Wassen herstellen. Seitdem haben wir keine Ulzera mehr erlebt.

In Selbstversuchen haben meine Mitarbeiter gezeigt, daß selbst bei Überdosierung keine Hautschädigungen mehr eintraten. Sie setzten sich mit Absicht kleine Hautschädigungen bei einer Stromdichte von 0,1 mA pro ccm (Elektrodengröße 400 qcm, 40 mA Stromstärke), wobei sie den Schaumgummi mit gewöhnlichem Wasser tränkten. Nahmen sie bei gleicher Versuchsanordnung eine Durchtränkung des Schaumgummis mit der genannten Aluminiumaufschwemmung vor, so trat selbst bei 60—80 mA Stromstärke noch keine Schädigung auf. Man muß allerdings darauf achten, daß die Blechelektroden nicht durch Abknicken eine örtliche Stromkonzentration und damit wesentliche Überdosierung herbeiführen.

In den folgenden Ausführungen sei nun unsere Behandlungs*technik* geschildert:

Erforderlich sind:

1. Eine Gleichstromquelle, deren Spannung durch ein Potentiometer stufenlos zwischen 0 und 80 V geregelt werden kann und die ein Milliampèremeter zum Ablesen des fließenden Stromes enthält. Nach Möglichkeit sollte das Gerät eine constant-current Schaltung haben, damit nicht nachreguliert werden muß.

2. Zinkblechelektrodenpaare verschiedener Größe, etwa 10 × 20, 12 × 30 oder 12 × 40 qcm, um Thrombosen verschiedener Ausdehnung zu erfassen, dazu etwa 1 cm dicke Schaumgummiunterlagen, die die Zinkbleche nach allen Seiten um 1 cm überragen sollen. Der Schaumgummi muß so beschaffen

sein, daß die Flüssigkeit die ganze Dicke der Schicht durchziehen kann, daß also die Hohlräume im Innern miteinander in Verbindung stehen, denn der elektrische Strom fließt ja nur durch die Flüssigkeit.

3. Gummigurte zum Befestigen der Elektroden.

4. Eine 2- bis 3 %ige Aluminiumhydroxydaufschwemmung, die sich aus Aludrox-Tabletten leicht herstellen läßt (50—60 Tabletten pro Liter Wasser).

Die Behandlung wird wie folgt durchgeführt:

Der Patient wird bequem horizontal gelagert. Dann werden die Elektroden so angelegt, daß die Anode möglichst dem thrombosierten Gefäß anliegt und die Kathode der Anode gegenüber befestigt wird, z. B. bei einer Thrombophlebitis an der lateralen Seite des Unterschenkels soll die Anode lateral, die Kathode medial befestigt werden. Bei einer Thrombose in der Vena femoralis soll die Anode ventral, die Kathode dorsal, also dem Gesäß anliegen. Dabei ist zu beachten, daß die Elektroden jeweils handbreit proximal und distal die klinisch feststellbare Thrombose überragen.

Die Befestigung der Elektroden und ihrer Unterlagen muß mit Gummigurten erfolgen, damit es zu keinen unkontrollierbaren Strömen zwischen Anode und Kathode kommt, wie es z. B. bei einer Mullbinde, die durch die Elektrodenflüssigkeit angefeuchtet wird, der Fall wäre.

Nach diesen Vorbereitungen werden die Elektroden mit der Stromquelle verbunden, **deren Spannung auf 0 geregelt ist.** Die Spannung wird **nur langsam** gesteigert, bis der Patient ein brennendes Gefühl angibt, da je nach Elektrodengröße und Empfindlichkeit des Patienten bei einer Stromstärke zwischen 10 und 20 mA eintritt. Nach einigen Sekunden läßt das Brennen nach. Man kann dann die Stromstärke um 5 mA erhöhen. Grundsätzlich muß aber darauf geachtet werden, daß der Patient nach einer gewissen Ausgangszeit keine Schmerzen empfindet, lediglich ein starkes Wärmegefühl. Außerdem muß berücksichtigt werden, daß schlecht durchblutete Haut empfindlicher ist und eher zu Nekrosen neigt. Vorsichtig muß man ebenfalls bei Sensibilitätsstörungen sein. Die Behandlungsdauer beträgt 50—60 Minuten. Anschließend kann die Haut mit Delmesonschaum eingerieben werden.

Nach unseren Erfahrungen muß man bei akuten Venenthrombosen die Behandlung nur an 1—2 Tagen wiederholen. Natürlich muß Anode und Kathode immer an der gleichen Stelle liegen. Weiterhin müssen die Schaumgummiunterlagen nach jeder Behandlung gut ausgewaschen und jeweils abwechselnd unter Anode und Kathode benutzt werden, damit es nicht an der Anode zur Anreicherung von Zinkionen kommt, die dann während der folgenden Behandlung iontophoretisch durch die Haut in das Gewebe dringen könnten.

Nach dieser Darstellung der wissenschaftlichen Grundlagen, der Tierversuche und der Technik der Methode der Rekanalisierung des Thrombus und damit der Embolieverhütung durch den galvanischen Strom, sei nun auf die Indikationen und Behandlungsergebnisse eingegangen.

Nach Aufgabe meiner klinischen Tätigkeit überschauten wir mit den uns von Kollegenseite zugegangenen Benachrichtigungen von behandelten Thrombosen: 480 Venenthrombosen (96 akute Venenthrombosen nach Operationen, Geburten und Infektionskrankheiten), 384 chronische, jahrelang behandelte Stauungszustände (postthrombotisches Syndrom) und 10 arterielle Thrombosen. Daneben haben wir Behandlungen bei Herzinfarkt und großflächigen Hämatomen durchgeführt.

Die Hauptindikation für die galvanische Durchflutung der Thrombose ist die **akute Thrombophlebitis** nach Operationen, Geburten und Infektionskrankheiten, bei der stets die Gefahr der lebensgefährlichen Lungenembolie droht. Je früher wir hierbei die Thrombose erkennen, je eher wir mit der Behandlung beginnen, desto schneller verschwinden Stauungen und Schmerzzustände. Nach der 1. einstündigen galvanischen Durchflutung ist die Gefahr der Embolie gebannt.

Zwei Krankengeschichten mögen das Gesagte erläutern:

Fall 1: 47 Jahre alte Patientin hatte bei 3 von 4 Schwangerschaften jeweils nach der Geburt Thrombosen mit lebensgefährlichen Embolien, Stauungen und Schmerzzuständen. Als sie nach der 5. Geburt wieder eine Thrombophlebitis mit Stauungen und Schmerzzuständen bekam, wurde mir die Patientin auf der Tragbahre in die Klinik gebracht. Es bestand eine erhebliche Schwellung des rechten Unter- und in leichterem Umfang auch des rechten Oberschenkels mit deutlicher bläulicher Verfärbung der Haut und geringem Anstieg der Hauttemperatur des rechten Ober- und Unterschenkels gegenüber der linken Seite, an der nichts Krankhaftes festzustellen war. Deutlicher plantarer Druckschmerz.

Bei täglicher Durchflutung von je 1 Stunde (Stromdichte 0,025 mA pro qcm) setzte am 3. Tage eine deutliche Abschwellung der Beine ein. Die Patientin ging am nächsten Tage beschwerdefrei ohne Schmerzen und ohne Stauung zu Fuß nach Hause. Während der darauffolgenden Jahre traten keine postthrombotischen Beschwerden auf.

Fall 2: Ich selbst erkrankte mit 66 Jahren nach einer unangenehmen Grippe eines Nachts mit Schmerzen und dem Gefühl der Schwellung an der r. Hand, die am frühen Morgen noch nicht feststellbar war. Im Laufe des kommenden Vormittags trat aber eine deutlich zunehmende sichtbare Schwellung der r. Hand und des r. Unterarms mit Schmerzen auf. Die Thrombose saß am rechten Oberarm. Wir legten sofort die Anode an die Innenseite von Ober- und Unterarm und gegenüber die Kathode (Elektrodengröße 450 qcm, Stromstärke bis 30 mA, demnach Stromdichte 0,07). Die Durchflutung dauerte 1 Stunde. 4 Stunden später schwollen Unterarm und Hand wieder ab und die Schmerzen verschwanden. Irgendwelche Beschwerden traten später nie mehr auf.

Bei keiner mit dieser Methode behandelten **akuten Thrombophlebitis trat eine Embolie** auf.

Während die akute Thrombose nur wenig Behandlungen erfordert, müssen wir bei der **chronischen Thrombose** mit der oft jahrelang bestehenden

Stauung 3—4 Wochen täglich behandeln. Hier handelt es sich um einen hyalinisierten Thrombus. Nachfolgend eine entsprechende Krankengeschichte:

26 Jahre alte Frau, vor 4 Jahren tiefe Thrombose im r. Unterschenkel. Mehrwöchige Behandlung mit den üblichen Methoden. Seit dieser Zeit schwoll nach kurzem Umhergehen der r. Unterschenkel an. Die Umfangsdifferenz gegenüber l. betrug 4 cm. Die Patientin war gezwungen, immer mit erhöhtem Fußende des Bettes zu schlafen und regelmäßig alle 3—4 Wochen eine Woche lang einen Gummistrumpf zu tragen.

Im Dezember 1963 trat im Anschluß an eine Sehnenoperation mit 2wöchiger Bettruhe erneut zusätzlich eine Venenthrombose im r. Unterschenkel auf. Deswegen galvanische Durchflutung, insgesamt 18 mal innerhalb von 30 Tagen (Elektrodengröße 450 qcm, Behandlungsdauer jeweils 45—60 Minuten. Stromstärke zwischen 15—20 mA). Nach 5 Behandlungen ließen die akuten Beschwerden (Schwellung und Schmerzen) nach. Es wurden noch 13 Behandlungen durchgeführt, in der Hoffnung, die oben geschilderten, durch die vor 4 Jahren abgelaufene Thrombose bedingten Beschwerden zu beseitigen. Nach 10 Monaten schläft die Patientin wieder horizontal und muß keinen Strumpf mehr tragen. Die jetzt noch bestehende größte Umfangdifferenz betrug 1 cm, früher 4 cm.

Während wir auf dem Gebiete der Venenthrombosen größere günstigere Erfahrungen sammeln konnten, können wir über die **arterielle Thrombose** nur über wenig Einzelfälle berichten. Wir haben den Eindruck, als müsse arterielle Thrombose genauso wie die chronische venöse Thrombose über längere Zeit täglich mit Strömen von 20—40 mA (Elektrodengröße 400 cm²) 1 Stunde lang behandelt werden. Nur so können wir, wie nachfolgender Fall eines Kollegen zeigt, zum Ziele kommen. Die Erfolge bei arterieller Thrombose sind nicht immer ermutigend.

F. O., 1945 septische Angina lacunaris, 21. 11. 55 Herzinfarkt, 12. 3. 56 linksseitige Hemiplegie mit kurzdauernder Bewußtseinstrübung. 1957 Thrombose in der Aorta mit Verschluß der Beckengefäße. Die furchtbaren Schmerzen mußten mit Morphiumpräparaten bekämpft werden. Anschließend Überweisung in meine Klinik und Durchführung der täglichen galvanischen Durchflutung. Nach 4 Wochen zunehmende Besserung.

Rheogramm **vor** der Behandlung:

Untersucht wurden beide Ober- und Unterschenkel. Im Bereich beider Oberschenkel ergibt sich fast völlige Apulsie, d. h. fast kompletter beidseitiger Stop. Entsprechend ist auch die Durchblutung beider Unterschenkel mäßig reduziert, obwohl hier Wandveränderungen des arteriellen Systems nach den vorliegenden Kurven nicht mit Sicherheit festzustellen sind.

Rheogramm **nach** der Behandlung:

Untersucht wurden beide Ober- und Unterschenkel. Der Vergleich zur Voruntersuchung läßt insbesondere im Bereich beider Unterschenkel, die bei der Voruntersuchung stärkere relative Pulsvolumina als die Oberschenkel aufwiesen, deutliche Zunahme der aktiven arteriellen Durchblutung erkennen. Das in beide Aa. femorales einströmende Blutvolumen ist gegenüber der Voruntersuchung beachtlich größer geworden (Abb. 14, 15, 16).

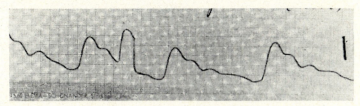

Abb. 14: Normales Rheogramm.

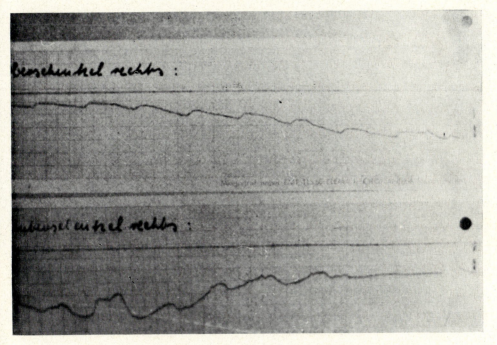

Abb. 15: Rheogramm vor der Behandlung.

Die **arterielle Embolie** ist keine Indikation für unsere Therapie. Ein Erfolg ist nicht zu erwarten, denn hier haben wir es ja schon mit einer beendeten Synärese zu tun, so daß keine Rekanalisation mehr erzielt werden kann.

Neben den eben geschilderten Indikationen bei akuten und chronischen Venenthrombosen und den arteriellen Thrombosen, sollte man für die Behandlung mit dem galvanischen Strom auch die Thrombosen der Kranz-

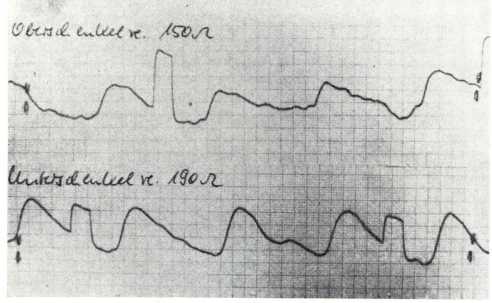

Abb. 16: Rheogramm nach der Behandlung.

arterien des Herzens und die des Schädelinneren noch berücksichtigen. Maßgebend waren für mich die Worte, die mir der bekannte, erfahrene Wiener Elektrotherapeut KOWARSCHIK schrieb: „Man hat lange darüber gestritten, ob ein galvanischer Strom durch einen knöchernen Schädel in das Gehirn eindringen könnte. Während v. ZIEMSEN das für unmöglich erklärte, behauptete DUCHENNE das Gegenteil. Diese Frage wurde in den 80er Jahren des vergangenen Jahrhunderts durch W. ERB geklärt, der experimentell nachweisen konnte, daß auch schwache galvanische Ströme das Gehirn durchsetzen. Legt man 2 kleine Elektroden an die Schläfen, so hat der Patient das Gefühl, als ob der Kopf nach der Kathode hingezogen würde. Um dies zu verhindern, neigt er daher seinen Kopf nach der Seite der Anode.

Daß der galvanische Strom die Lunge durchsetzt, darüber besteht kein Zweifel. Das Lungengewebe bildet ja, wenn auch von Alveolen durchsetzt, einen geschlossenen Leitungsweg.

Danach empfehle ich, bei Herzinfarkt bzw. Gefährdeten, den galvanischen Strom in folgender Dosierung anzuwenden: Auf die Brust die Anode, im Rücken die Kathode. Größe der Elektroden: 400 qcm, Stromstärke: ganz langsam beginnend, sich einschleichend, höchstens bis 5 mA. Das entspricht einer Stromdichte von höchstens 0,0125.

KÖHLER berichtet ebenfalls von guten Erfolgen bei mehr als 3 000 Patienten mit Herzinfarkt. Sehr interessant sind auch die Angaben des französischen Kardiologen RAGER (Bordeaux), der mit einer mittleren Stärke von 20—30 mA und einer Spannung von 6—12 Volt die Koronarinsuffizienz behandelt, ebenfalls von sehr guten Erfolgen berichtet und zwar noch dort, wo die Antikoagulantientherapie schon versagt hat.

Für das Schädelinnere nehmen wir eine Stromdichte von 0,05. Die Stromdauer richtet sich nach dem Allgemeinbefinden. Wir empfehlen, mit kurzen Sitzungen zu beginnen und langsam zu steigern, immer aber sich einzuschleichen.

Schließlich darf eine Indikation nicht vergessen werden, die Behandlung **großflächiger Hämatome.** Es ist erstaunlich, wie schnell die Resorption unter der Elektrodenfläche vor sich geht, wesentlich schneller als an den nicht behandelten Stellen. Die schnelle Resorption ist m. E. durch die Rekanalisation der kleinsten subkutanen Blutgerinsel, aus denen ja das subkutane Hämatom besteht, bedingt.

Zusammenfassung

1. Zum ersten Mal wurde von mir im Jahre 1930 der Versuch unternommen, das Embolieproblem von der Embolieseite her, und nicht wie seither von der Thromboseseite her, zu behandeln.

2. Nach unserer Arbeitshypothese ist die Embolie bedingt durch die dem Fibrin innewohnende Retraktionskraft, die zunächst zu einer gleichseitigen, allseitigen Loslösung des Thrombus von der Gefäßwand (Synärese) führt. Erst dann kann der Blutstrom das nicht mehr haftende Blutgerinnsel mit dem Blutstrom fortreißen.

3. Unser Weg zur Embolieverhütung führte über das kolloidchemische Phänomen des „minimalen Vorsprungs" nach LIESEGANG, d. h. wird an einer Stelle der Gefäßwand das Gel ab- oder aufgelöst, dann kommt es nie mehr zur allseitigen Ablösung des Gels von der Gefäßwand, sondern immer nur zur Retraktion nach der der abgelösten Stelle gegenüber liegenden Wand und damit zu einer Rekanalisation des Thrombus.

4. Dieses Ziel der Auflösung des Thrombus an nur einer Stelle der Gefäßwand erreichen wir durch den galvanischen Strom, wodurch es zu einer OH-Ionenkonzentration an der Anodenseite des Thrombus kommt, die das Blutgerinnsel auflöst.

5. Durch Tierversuche an 80 großen lebenden Hunden wurde gefunden, daß schon 24—48 Stunden nach Beginn der Behandlung durch den elektrischen Reiz Fibrozyten an der Kathode einwachsen, die ein weiteres **Haften des Thrombus an der Gefäßwand** ermöglichen.

6. Seit Anwendung dieser Methode haben wir bei 480 Venenthrombosen bis zum Ende meiner klinischen Tätigkeit **keine Embolie** mehr erlebt.

7. Hauptindikation ist die akute Thrombophlebitis der großen Gefäße in den Gliedmaßen und des Bauches nach Geburten, Operationen und Infektionskrankheiten sowie die chronische Thrombose mit den oft jahrelang

bestehenden Stauungen und Schmerzen. Weitere Indikationen sind Thrombosen in den Koronararterien und den Gefäßen des Schädelinneren und großflächige Hämatome. Weniger aussichtsreich sind die arteriellen Thrombosen; doch sind niemals Embolien entstanden.

5. Zur Frage der Steinbildung im menschlichen Körper

Das Schrifttum über das Nierensteinproblem allein umfaßt Bände. Trotzdem kommt GROSSMANN zum Ergebnis: „Das Problem der Ursache der Harnsteinkrankheit wird wohl niemals, selbst wenn umfassende Erkenntnisse unsere zum Teil noch sehr lückenhaften Einzelerkenntnisse vervollständigt haben werden, eine Lösung in Gestalt einer einfachen Formel finden können." Ob ein solcher Pessimismus berechtigt ist, bleibt dahingestellt. Auf jeden Fall sollten wir wegen der Schwierigkeit der Probleme jeden Beitrag begrüßen, der uns neue Kenntnisse bringt, auch wenn er der bisherigen Lehrmeinung etwas eigenartig erscheinen mag.

So glaube ich, daß bisher die Embolieentstehung und die Steinbildung im menschlichen Körper noch nicht in Parallele gesetzt wurden. Und doch müssen irgendwelche Zusammenhänge bestehen, wenn man bedenkt, daß man nach dem Ersten Weltkrieg, besonders seit 1924, nicht nur eine Zunahme der Thrombose-Embolie-Kranken feststellen, sondern auch von einer „Nierensteinwelle" sprechen konnte und zugleich eine deutliche Vermehrung der Kranken mit Paradentose, der Ursache des Zahnsteins, erkannt hat. Bei allen 3 Krankheiten, Thrombose-Embolie, den Nieren- und Zahnsteinbildungen, spielen kolloidchemische Veränderungen eine Rolle. Wenn auch die Autoren diese Tatsache zugeben, so ist es doch notwendig, die allen 3 Krankheiten gemeinsamen kolloidchemischen Vorgänge eingehender zu betrachten. Thrombus bzw. Embolus, Nierenstein und Zahnstein sind totes Material im lebenden Körper. Da es sich also nicht um lebendes Gewebe handelt, sind wir berechtigt, alle die Vorgänge, die wir im Laboratorium außerhalb des Körpers bei den entsprechenden Reagenzglasversuchen beobachten, auf diese toten Substanzen im Körper zu übertragen.

Alle 3 Krankheiten gehen von einer Koagulation (Fibringerinnung) aus, makroskopisch sichtbar als Thrombus, als weicher gallertartiger Nierenstein, auf den ich später noch zu sprechen komme, und als weicher Zahnstein.

Hinsichtlich der Thrombose verweise ich auf die vorhergehenden Abschnitte. Auch bei der Nierensteinbildung wie bei der Thromboseentstehung sind im Einzelfalle mehr oder weniger deutlich nachzuweisen: eine veränderte krankhafte Zusammensetzung des Urins (genau so wie bei der Thrombose des Blutes), eine Stauung des Urins (bzw. des Blutes) und eine Wandveränderung (harn- bzw. blutfremde Grenzfläche, d. h. Entzündung, Verletzung, Fremdkörper usw. des Nierenbeckens). Wie bei der Thrombose-Embolie, sind auch hier stets mehr als ein Faktor zur Steinbildung notwendig. So wie es in einem beiderseits nur unterbundenen, mit Blut gefüllten Gefäß nie zu einer Gerinnung kommt, werden bei hochgradigen aseptischen Stauungszuständen auch im Nierenbecken fast nie Steine gefunden. Vergleichen wir hierzu die interessanen Versuche von HRYNTSCHAK, Wien, „Experimentelle Untersuchungen zur Harnsteinentstehung (Z. urolog. Chir. Bd. 40, 11, 4 und 5, 1935). So wie er durch Staphylokokkeninjektionen kleinste Nierensteine erzeugen konnte, so hatte seinerzeit DIETRICH nach Injektionen von Bakterienaufschwemmungen Fernthrombosen gefunden.

Bei der Zahnsteinbildung sehen wir in der veränderten Zusammensetzung des Speichels, in dem in den Zahntaschen gestauten Zelldetritus, vermischt mit Speichel und in den Wandveränderungen, d. h. rauhen Flächen der Zähne, vor allem aber in dem bei Paradentose leicht blutendem Zahnfleisch die Ursache dieser Erscheinungen.

Wollen wir das weitere Schicksal des Thrombus, des weichen gallertartigen Nierensteins und des weichen Zahnsteins verfolgen, so müssen wir zu unseren Laboratoriumsversuchen zurückkehren und uns an den Vorgang der Synärese erinnern. Kommt es während der Schrumpfung des Thrombus nicht zur Loslösung desselben von der Wandung, so geht der Vorgang der Synärese unter ständigem Festerwerden und durch Kalkeinlagerung weiter bis zur Steinbildung. Die Venensteine sind der Ausdruck des Endstadiums der Synärese mit Kalkeinlagerung.

Im Anschluß hieran gilt es nun zu untersuchen, ob nicht auch die Nierensteinbildung eine Parallele zu derjenigen des Venensteins, also ebenfalls des Endstadiums, der Synärese, darstellen. Während wir beim Thrombose-Embolie-Problem schon länger eingehende Kenntnis über das Wesen der Thrombose besaßen, für die Embolie aber erst durch die beschriebenen Experimente eine Arbeitshypothese schaffen mußten, ist es bei der Nierensteinbildung umgekehrt. Hier ist es vor allem das Endstadium der Synärese, der eigentliche harte Nierenstein in zahlreichen Monographien eingehend untersucht worden, dagegen ist in der allgemeinen Praxis das Koagulationsstadium nur wenig geklärt, wie aus folgender Anfrage und Antwort (Med. Welt 1934, 35, 1240) hervorgeht:

Anfrage: 38jährige Patientin erkrankte vor 3 Wochen an rechtseitiger Nierensteinkolik, nachdem seit langem Rückenschmerzen bestanden hatten, welche als Schmerzen rheumatischer Natur angesehen wurden.

Anstatt eines Steines wird mit dem Urin ein Gewebsstückchen entleert, das von einem pathologischen Institut als Polyp gedeutet wird. Der Vorgang wiederholt sich unter Beteiligung beider Seiten bis jetzt etwa 10mal, ein anderes pathologisch-anatomisches Institut diagnostiziert „nekrotische Papillenspitzen", die abgestoßen worden sind. Im Hinblick auf die Vielzahl der entleerten Gewebsstücke scheint mir die letzte Diagnose die größere Wahrscheinlichkeit zu haben. Um welches Krankheitsbild handelt es sich? Welche Maßnahmen kommen therapeutisch in Frage? Wie ist die Prognose? Der Urin zeigt kein Eiweiß, doch enthält das Sediment mäßig zahlreiche Leukocyten, keine roten Blutkörperchen.

Antwort: Eine sichere Diagnose ist aus den geschilderten Symptomen nicht zu stellen. Die Abstoßung nekrotischer Papillenspitzen der „Nierenpyramiden" ist nur beim Vorhandensein schwerer ulzerierender Prozesse denkbar, die im vorliegenden

Fall wohl auszuschließen sind, da der Urin kein Eiweiß und nur mäßig zahlreiche Leukozyten und keine Erythrozyten enthält.

Ich möchte **für** die kolloidchemischen Experimente von SCHADE trotz der **etwas** abfälligen Kritik so mancher Autoren eintreten. Und wenn gar CASPER glaubt aussprechen zu müssen, daß die Kolloidchemie nur unser Nichtwissen verschleiere, so möchte ich zeigen, wie gerade die Schadeschen Untersuchungen bei einer entsprechenden Betrachtungsweise einen höheren Wert — als üblich angenommen — erkennen lassen. SCHADE fügte bei 37° C zu Rinderplasma Salzlösungen, erzeugte also eine Koagulation bzw. in diesem Falle eine Fibringerinnung. „In 1—2 Minuten trat deutlich eine Gerinnung ein. Schon in 5 Minuten war die Masse so fest, daß die benutzten Reagensgläser ohne die Gefahr des Ausfließens umgestülpt und leicht beklopft werden konnten. Nach etwa 2 Tagen (Temperatur 40° C) pflegte dieser Sedimentfibrinkuchen derartig konsistent zu sein, daß er sich im ganzen als fest zusammenhängende Masse herausschütteln ließ.“ Das Herausfallen nach 2 Tagen zeigt das Ergebnis der eingetretenen Synärese an. Daß es sich bei diesen Schrumpfungsprozessen um Synärese handelt, zeigen auch unsere weiteren Versuche über stark beschleunigenden Einfluß von Wärme auf die Gerinnung, was dann schließlich zum Hartwerden, d. h. zur Steinbildung führte. LIESEGANG konnte ähnliche Gebilde mit Gelatine erzeugen, die besonders auch auf ihrer Schnittfläche die bei Nierensteinen zu findenden und nach ihm genannten Ringe zeigten (siehe auch LICHTWITZ und STERN in „Med. Kolloidlehre“, Verlag Th. Steinkopff, Dresden, 1934). In großen Reihenexperimenten habe ich dann versucht, diesen Vorgang der Schrumpfung zu verhüten bzw. zu beschleunigen.

Zwei interessante Ergebnisse seien hier erwähnt: Traubenzucker verhütet in jeder Verdünnung die Synärese, Calciumchlorid verhütet auch *nach* erfolgter Koagulation den Vorgang der Synärese, während Kochsalz bei gleicher Versuchsanordnung diesen Vorgang gegenüber den Kontrollen beschleunigt.

Nachdem es uns auf diesem Wege gelungen ist, im Reagenzglas Gebilde herzustellen, die in Form und Aufbau dieselben Eigentümlichkeiten wie die Nierensteine aufweisen, ist noch die Frage zu beantworten, ob auch klinisch oder autoptisch beobachtet wurde, daß dem Stadium der Synärese, also dem Hartwerden des Nierensteins, ein weiches, gallertartiges Stadium, das der Koagulation vorausgegangen ist, vorkommt. Und solches ist tatsächlich der Fall. Neben KÜSTER, MORAWITZ und ADRIAN haben vor allem PEIPERS sowie KNEISE und BEYER solche interessanten Fälle beschrieben.

In einem Sektionsbefund betont KNEISE „in dem von beiden Nierenbecken durch die Harnleiter bis in die Blase hinein alle Entstehungsformen des Harnsteins zu verfolgen waren, dann weiter blasenwärts immer härter werdend, bis zum normalen harten Nierenstein. „Wir sehen also alle Zustandsbilder, wie sie zeitlich aneinandergereiht den Vorgang der Synärese darstellen.“

Ich selbst konnte klinisch den Abgang des Koagulationsstadiums eines Nierensteins bei einem Kranken beobachten. Bei diesem Patienten zeigte sich am Krankenbett das ausgesprochene Bild des Nierensteins mit kolikartigen Schmerzen: im Urin vereinzelt Leukozyten, ganz vereinzelt Erythrozyten. In 2 verschiedenen Röntgenabteilungen konnte kein Steinbefund erhoben werden. Obwohl ein Nierenstein nicht mit Sicherheit nachgewiesen werden konnte, empfahl ich eine Trinkkur mit alkalischen Wässern. In den nächsten 4 Wochen hatte der Patient immer wieder zeitweise heftige Schmerzanfälle, bis eines Morgens ein weiches Gebilde von Erbsengröße *schmerzlos* abging. Dieser gallertartige „Nierenstein" erhärtete außerhalb des Körpers beim Trocknen sehr rasch (Verdunstung beschleunigt die Synärese) bzw. bildete eine harte Außenschicht; chemisch handelte es sich um einen Oxalatstein.

Wenn man seither an diesem Befund des weichen Nierensteins achtlos vorüberging, so hängt es mit der Tatsache zusammen, daß ja der „weiche" Nierenstein vollkommen schmerzlos abgeht, vom Kranken kaum beachtet, auf jeden Fall nicht als Nierenstein gedeutet wird. Klinisch zeigt sich also dieses Stadium des weichen Nierensteins in ausgesprochenen Koliken durch Harnstauung, aber ohne wesentlichen Blutabgang im Urin und ohne röntgenologischen Steinnachweis, ein Hinweis von weittragender Bedeutung für die zur Begutachtung notwendigen Feststellung des Steinleidens bei Beginn der Erkrankung. In diesem Zusammenhang ist auch an die bei der Oxalaturie ab und zu auftretenden Nierenkoliken ohne Steinnachweis zu denken. Aber auch beim großen Blasenstein, der nicht mehr durch die Harnröhre abgehen kann, beobachtet man das eben beschriebene Koagulationsstadium. So erhielt ich von der Geschäftsführung des Ärztevereins Bad Wildungen in den 30er Jahren folgende Mitteilung: „Vor 2–3 Jahren demonstrierte Herr Sanitätsrat Dr. BORN im Ärzteverein ein zirka kleinapfelgroßes gallertartiges Gebilde, das aus der Blase entfernt worden war und dort vorher die Symptome eines Blasensteins hervorgerufen hatte. Eingelagert waren reichlich Konkrementpartikelchen.

Auch die Tatsache, daß bei manchen Harninfektionen z. B. durch Staphylokokken und der Neigung zum ammoniakalischer Gärung ein gallertartig, zähschleimiges Sediment (Mitteilung aus Bad Wildungen) vorhanden ist, berechtigt zur Annahme eines Koagulationsstadiums. Im übrigen gelingt es ja auch experimentell, durch Streptokokkenimpfung (ROSENOW, ref. Z. Chir. 37, 136) Nierensteine zu erzeugen.

Nach diesen klinischen und autoptischen Beobachtungen und den kolloidchemischen Laboruntersuchungen können wir wie bei Thrombose-Embolie auch bei der Entstehung des Nierensteins 2 Stadien unterscheiden, den „weichen und den harten Nierenstein" als Ausdruck von Koagulation und Synärese. Auch die Untersuchungen von TRAUBE und Mitarbeiter (MMW. 1932, 27, 1083) sehen in einer Flockenbildung das Vorstadium der Steinbildung.

Das Neue der hier wiedergegebenen Anschauungen ist das Weiterführen des Gedankens einer Koagulation zur Synärese und vor allem die Eröffnung eines Weges, der die Möglichkeit gibt, diesen in der verschiedensten Richtung zu beeinflussen. Dadurch können wir erreichen, das Koagulationsstadium zu erhalten und einen schmerzlosen Abgang eines weichen Nierensteins zu erzielen.

Das Primäre der Steinbildung (Venen- und Nierensteine) sehen wir also in der Koagulation der Kolloide. In dieses Koagulum diffundieren nun die übersättigt gelösten Harnsalze hinein. Bezüglich des Übersättigungsproblems verweise ich auf die Ausführungen von LIESEGANG und LAMPERT im „Balneologen" 1935, 1. Bekanntlich entstehen bei der Diffusion von übersättigten Lösungen, wenn die metastabile Grenze erreicht wird, die Liesegangschen Ringe, wie wir sie in den Nierensteinen wiederfinden. Ein Wachstum tritt ein, wenn sich, wie LICHTWITZ annimmt, ein Kolloidhäutchen um diesen Steinkern legt. Die stark benetzbare Fläche, in diesem Falle die des Steinkerns als harnfremde Fläche, führt jedoch gemeinsam mit den Harnsalzen, die sich anlagern oder eindiffundieren, eine Koagulation herbei. Die koagulierte Schicht führt dann zur Synärese, schrumpft, wird hart und rauh, und das Spiel kann sich von neuem wiederholen. Das Hartwerden der Steine ist also nicht nur bedingt durch das Eindiffundieren, Anlagern und Niederschlagen auf und in dem Gel, sondern vor allem auch durch das Hartwerden des Gels, also der kolloidchemischen Substanz selbst und zwar durch den Vorgang der Synärese. Kalksalze und ein Kolloid zusammengebracht, bilden noch lange keinen harten Stein, sondern erst, wenn es zur Gallertbildung kommt, ein schwammiges Gebilde mit Kalksalzeinlagerungen. Das steinharte, kolloidale Gerüst, von dem so viel gesprochen wird, entsteht erst durch Schrumpfung des schwammigen, gallertartigen Koagulationsstadiums, d. h. durch den Vorgang der Synärese. Begünstigt wird die Bildung des Nierensteinvorstadiums durch Urinstauungen, rauhe Grenzflächen (Fremdkörper, Schleimhautentzündung, stumpfes Trauma, Operation, nekrotisierende Prozesse, Mucin, Fibrin u. a. m.), ganz allgemein gesagt, durch eine veränderte Zusammensetzung des Urins.

Alle diese Arbeitshypothesen haben natürlich nur dann bleibenden Wert, wenn sie uns in der Therapie der Nierensteinerkrankung weiter bringen. Aus den bisherigen Erörterungen entnehmen wir, daß die Steinbildung verhindert werden kann, wenn die Koagulation verhütet wird und daß der Steinabgang schmerzlos gestaltet werden kann, wenn es uns gelingt, den Vorgang der Synärese, d. h. das Hartwerden des Steins, zu verhindern. Eine Gerinnung kann sowohl durch starke Verdünnung des Kolloids wie durch Verschiebung der Wasserstoffionenkonzentration in der umgebenden Flüssigkeit nach der alkalischen bzw. saueren Seite erreicht werden. Schon lange dienen die alkalischen Wässer in Form von Trinkkuren als Verhütungsmittel bei Neigung zu Nierensteinen. Was hier die Badeärzte empirisch gefunden haben, findet durch diese kolloidchemischen Gedankengänge ihre Erklärung. Wenn ROESING (Acta scandinavia Stockh. 57, 5387) diese Therapie wegen Begünstigung evtl. Staphylokokkeninfektion ablehnt, so muß darauf hingewiesen werden, daß bei einer Steinbildung eine Staphylokokkeninfektion nicht immer vorhanden ist und trotzdem die Trinkkur Erfolg hat. Wir sehen somit die kolloidchemischen Gedankengänge auch durch die klinischen Beobachtungen bei den Trinkkuren bestätigt. BOUCHARD sagt: „Starke Wassertrinker haben niemals Harnsäuresteine."

Auf die Frage der Steindiathese sei noch kurz eingegangen. Wenn MÖRL (Z. Urol. 1933, 9, 621) schreibt: „Mit der Annahme irgendwelcher konstitutionell begründeter Disposition ist uns für solche Fälle (metatraumatische Nierensteine) nicht gedient, die Erklärung ist durch die Tatsache der Verschiedenheit spezifischer Eigenschaften des Erregers allein und ausschließlich gegeben „muß ich mit denselben Worten sagen, mit dieser Erklärung ist auch mir nicht gedient, denn die Zeit nach der bakteriologischen Ära hat uns doch gezeigt, daß es zum Zustandekommen eines Krankheitsbildes nicht nur auf den Reiz des Erregers, sondern in erster Linie auf die Beantwortung dieses Reizes durch den menschlichen Organismus ankommt. Wir müssen das ganze Problem mehr von allgemeinen Gesichtspunkten betrachten und nach allgemeingültigen Kräften suchen. Finden wir doch auch, daß ABDERHALDEN, ROST u. a. die Ursache der Nierensteinbildung u. a. nicht in einer *bestimmten* Art mangelhafter Nahrung (reiner Fleischgenuß, Vegetarismus, Vitaminmangel u. a. m.) sehen, sondern ganz allgemein gesprochen in einer für das betreffende Individuum *falschen* Ernährung. Wir möchten deshalb auch die Oxalat-Urat-Phosphat-Stein-Diathese ablehnen, handelt es sich doch bei den Nierensteinen häufig um Mischformen. Auch entsteht bei Rezidiven nicht immer dieselbe Art von Steinen. Bei allen diesen Fragen kommen wir immer wieder zum Schluß, den auch LICHTWITZ zog: „Die Geschichte der Lehre von der formalen Genese ist in ihren Hauptzügen die Geschichte des Wesens und der Bewertung der Gerüstsubstanz", also der Nachahmung und Erklärung der Vorgänge an den Kolloiden und nicht der Untersuchung von pathologisch-anatomischen Zustandsbildern; also mehr funktionelles als morphologisches Forschen. Aus diesem Grunde stimme ich auch den Worten MÖRLS zu, „daß letzten Endes zum Zustandekommen eines Konkrementes die gleichen physikalisch-chemischen Kräfte wirken müssen, gleichgültig ob es sich um primäre oder sekundäre Steine mit oder ohne traumatischen Anstoß handelt". Und diese physikalisch-chemischen Kräfte sehe ich in den bei Koagulation und Synärese ganz allgemein wirksamen Kräften. Unsere Aufgabe ist es, diese zu untersuchen, ob und wieweit bei verschiedenen Menschentypen diese Kräfte verschieden wirksam sind.

Damit sind wir wieder bei konstitutionellen Gesichtspunkten angelangt. Wir müssen bei steinkranken Menschen untersuchen, wie Urin, Blut, Speichel, usw. sich gegenüber dem Vorgang der Synärese verhalten. Tritt eine Beschleunigung der Synärese ein, so handelt es sich um den Stein- oder Embo
lietyp. An Tausenden von Untersuchungen habe ich gezeigt, wie vielfältig die Synärese durch Hinzufügen von Salzen vor, während und nach der Koagulation beeinflußt werden kann; andere (besonders MONTENARI, LE SOURD und PAGNIEZ) haben darauf hingewiesen, daß Blutserum die Synärese ganz verschieden beeinflussen kann. Wir müssen untersuchen, ob be-

stimmte Menschengruppen mit häufig wiederkehrenden Krankheitsgruppen (Embolie, Steinbildung, Migräne bestimmter Art), die wir auf Grund klinischer Beobachtung als biologisch zusammengehörig ansehen, auch den Vorgang der Synärese stets im Sinne der Beschleunigung beeinflussen usf.

Genau so wie für die Thrombose — Embolie — und das Nierenstein-problem sind auch für die Zahnsteinbildung die hier vorgetragenen Anschauungen gültig. Unterscheidet man doch schon lange beim Zahnstein einen weichen (Koagulation), seither „weicher Belag" genannt, und einen harten Zahnstein (Synärese).

Interessant erscheint es mir, auch die Frage der Bildung von Gallensteinen (gleichzeitiges Vorkommen von Nierensteinen) und anderen Kalkablagerungen in den Geweben (Pleura, Pericard, Muskulatur, bei denen es sich ja meist um Ausheilungsprozesse, Narbenbildung, also auch um Schrumpfungsprozesse handelt, einmal von diesen kolloidchemischen Gesichtspunkten und der vorgetragenen Arbeitshypothese (3 Faktoren als Ursache) aus zu betrachten.

Zusammenfassung

1. Das Vorstadium der Steinbildung ist eine Koagulation, wie schon SCHADE und TRAUBE vermutet haben.

2. Dieses Vorstadium kann bei der Nierensteinerkrankung als „weicher Nierenstein" völlig schmerzlos abgehen, was therapeutisch erzielt werden sollte.

3. Das eigentliche Hartwerden des Steins ist ein Schrumpfungsvorgang (Synärese). Während der Synärese diffundieren die in übersättigten Lösungen vorhandenen Salze und Salzgemische in das Gel oder schlagen sich durch Adsorption an der urinfremden Gelfläche nieder. Niedergeschlagene Salze tragen ebenfalls zur Härte des Steines bei.

4. Je nach Art des Salzes oder Salzgemisches kann dieser Schrumpfungsprozeß beschleunigt oder aufgehalten werden. Das Aufhalten bedeutet Zeitgewinn, um evtl. den Stein im Koagulationsstadium schmerzlos auszutreiben.

5. In therapeutischer Beziehung ist deshalb die Tatsache wichtig, daß es gelingt:
a) Die Koagulation (also schon die Entstehung des ersten Stadiums der Nierensteinbildung) durch Zufuhr größerer Flüssigkeitsmengen zu verhüten.
b) Die Synärese durch Zufuhr verschiedener Stoffe (Traubenzucker, Kalziumchlorid u. a. m.) zu verhindern.
c) Da die Synärese von der Wasserstoffionenkonzentration der das Gel umspülenden Flüssigkeit abhängig ist, muß in therapeutischer Hinsicht die Änderung der pH des Nierenbeckenurins bei Steindiathese in Erwägung gezogen werden. Rein empirisch gibt man deshalb bei Phosphatsteinen und alkalischem Urin einfache Säuerlinge, bei Harnsäure bzw. Oxalatsteinen alkalische Wässer. Diese Arbeitshypothese erklärt vor allem die günstige Wirkung bestimmter Heilquellen während einer Trinkkur im Badeort.

6. Blutersatzflüssigkeiten und das Kunstblut „Hämoglutin"

Nicht nur für die Verhütung des Kreislaufkollapses bei schwerstem Blutverlust, sondern auch bei der Behandlung von Infektionskrankheiten und der dabei auftretenden Intoxikationen spielt die Zuführung von Blutersatzflüssigkeiten eine große Rolle. Als Sanitätsoffizier im Zweiten Weltkrieg hatte ich durch meinen Einsatz im Osten reichlich Gelegenheit, die Frage des Blutersatzes wissenschaftlich zu überdenken und weiterzubringen.

Zum ersten Male wurde im Jahre 1879 der Gedanke des Blutersatzes von Kroniger und Sander verwirklicht. Sie teilten mit, daß sie stark ausgeblutete Hunde durch Infusion von physiologischen Kochsalzlösungen am Leben erhalten konnten. 1886 hat Landerer als erster nach einer Oberschenkeloperation erfolgreich beim Menschen Kochsalzinfusionen mit ausgezeichneter Wirkung durchgeführt. Aus dieser uns geläufigen Tatsache, daß es gelingt, ausgeblutete Menschen durch eine Salzlösung *ohne* rote Blutkörperchen als Sauerstoffträger am Leben zu erhalten, ergibt sich folgende Fragestellung: „Was ist für die Verhütung des Verblutungstodes wichtiger, der Sauerstoffträger, um einer Erstickung vorzubeugen, oder das Plasma und damit Flüssigkeit, um durch Auffüllung des Gefäßsystems den Kreislaufkollaps zu beseitigen?" Bei einem an Fleckfieber Verstorbenen findet man bei der Sektion regelmäßig eine starke Klebrigkeit der Muskulatur als Ausdruck der Kapillarschädigung und dem dadurch bedingten Plasmaaustritt aus der Gefäßbahn. Hier hilft kein Strophanthin — auch keine Kochsalzlösung — zum Auffüllen des Gefäßsystems. Ein großer Fortschritt bedeutete die Einführung von kolloidalen Lösungen. Sie verlassen die geschädigte Gefäßwand nicht, besonders wenn es sich um große Moleküle wie die des Eiweißes handelt.

In Deutschland hatte man 1937 und 1939 versucht, Polyvenylalkohol als Blutersatzflüssigkeit einzuführen. Er hat sich jedoch nicht bewährt, da er sekundäre Anämien und Nierenschädigungen hervorrief. Man hat dann alle Stoffe, die evtl. vom Körper vertragen werden können, in den Kreis der Betrachtungen bezogen. So wandte man sich auch den Kolloiden zu, die dem modernen Kunststoffgebiet nahe stehen. Auf diese Weise kamen Hecht und Weese zu dem synthetisch hergestellten Polymerisationsprodukt „Kollidon", das dann unter dem Namen „Periston" in den Handel kam.

Im Jahre 1916 hatte auf amerikanischer Seite Bayliss eine Salzlösung mit einem Zustand von 6 % Gummi arabicum als „Gum aline" eingeführt. 1921 allerdings betonte Nonnenbruch: „Unsere Versuche sprechen also nicht dafür, daß die bisher klinisch gebräuchlichen Gummi-arabicum-Salzlösungen einen wesentlichen Vorteil vor den gewöhnlichen Salzwasserinfusionen bieten." 1935 fand man sogar Leberschädigungen. 1938 schrieb Bennhold: „Offenbar sind die hydrophilen Kolloide des Gummi arabicums nur sehr schlecht eingepaßte Vehikel des Wassertransportes."

Aus diesem Grunde war es naheliegend, frühere Untersuchungen mit einem Wasser bindenden Kolloid, das seiner Herkunft nach dem Körper nahe steht und das sehr große „kleinste" Teilchen besitzt, der Gelatine, fortzusetzen.

Gelatine wird aus dem Kollagen des Bindegewebes gewonnen, ist also kein pflanzliches oder synthetisches, sondern ein tierisches Produkt. 1910 hatte PUGLIESE intravenöse Gelatinelösungen bei Tieren gegeben, die reaktionslos vertragen wurden. Beim Menschen Gelatine intravenös zu geben, galt jahrzehntelang als Kunstfehler. So wurde nach einer Mitteilung des Kollegen FATH (Seligenstadt) noch im Jahre 1918 ein Hilfsarzt bei GERHARD in Würzburg vor versammelter Assistentenschaft fristlos entlassen, weil er bei einer starken Blutung aus Versehen die Gelatine nicht subkutan, wie die Vorschrift lautete, sondern intravenös gegeben hatte — obwohl die Blutung sofort stand. Diese Doktrin von der Giftigkeit der *reinen* Gelatine mußte gebrochen werden, denn Gelatine subkutan kann doch erst dann blutgerinnungsbeschleunigend wirken, wenn sie sich innerhalb der Gefäßbahn befindet. Durch einen Selbstversuch konnte ich zeigen, daß reine Gelatine, wenn es wirklich ein reines Produkt ist, ohne weiteres vertragen wird. Ich habe später in Ermangelung von „Kunstblut" bei 300 Fleckfieberkranken zur Verhütung oder Beseitigung des Kreislaufkollapses Gelatine in Mengen bis zu 70 ccm auf einmal ohne jede Störung gegeben. Damit ist bewiesen, daß der Körper reine Gelatine als artfremdes Eiweiß verträgt.

Doch diese Tatsache wird auch durch die theoretischen Ausführungen von H. C. WELS bestätigt. In seinem Buche „Die Anschauungen über Immunisierungsvorgänge" (2. Aufl.) schreibt er S. 8: „Gelatine zeugt keine nachweisbaren antigenen Eigenschaften. Gelatine ist durch Mangel an Tryptophan und Tyrosin charakterisiert. Daher scheint der Schluß gerechtfertigt, daß die aromatischen Radikale des Proteinmoleküls für die antigene Aktivität von Wichtigkeit sind."

S. 50: „Gelatine ist das größte lösliche bekannte Proteinmolekül, welches nicht antigen ist."

Diese theoretischen Grundlagen und klinischen Untersuchungen sollten die Basis für eine Blutersatzflüssigkeit werden, entspricht doch die Gelatine den Eiweißkörpern des Blutes in bezug auf antigene Eigenschaften und bezüglich der Molekülgröße. Ferner wirkt Gelatine blutgerinnungsbeschleunigend, ohne so schnell zu gerinnen wie Frischblut. Es fehlt diesem „Kunstblut" nur noch der Sauerstoffträger, um es dem Naturblut anzugleichen und bei besonders starken Blutverlusten neben der Wasserhaltung auch vielleicht einer Asphyxie vorzubeugen. In gemeinsamer Arbeit haben LIESEGANG und LAMPERT die Gelatine noch weiter verbessert. Hämoglobin aus Tierblut ist wegen der Artspezifität seiner Globinkomponente (Blutgruppe!) als Blutersatzmittel nicht geeignet. Seine eisenhaltige Gruppe, das Hämin, ist dagegen nicht artspezifisch. Es wurde nun der Versuch gemacht, Hämin an Gelatine zu binden. Hämin wurde in Natronlauge gelöst und die molekulare Lösung mit Gelatinelösung gemischt. Wird nun eine der Natronlauge äquivalente Salzsäure zugefügt, so wird durch die Schutzkolloidwirkung der Gelatine eine Ausflockung des wieder neutralisierten Hämins verhindert. Es bleibt in kolloidaler Verteilung erhalten. Wenn auch dieses von uns „Hämoglutin" genannte Kunstblut nicht — wie weitere Untersuchungen ergaben — als wesentlicher Sauerstoffträger in Frage kam, so zeigten die Kunstblutuntersuchungen von KÜHNAU, daß wir doch sehr interessante und praktisch äußerst wertvolle Ergebnisse über den Eisentransport zu erwarten haben. Zugleich scheinen die kolloidalen Eigenschaften der Gelatine durch das vielleicht etwas gerbend wirkende Eisen vorteilhaft verändert zu werden.

H. SCHADE bemerkt hierzu in C. HABLERS „Physikochemische Medizin", Dresden, Verlag Steinkopff, 1939, S. 177: „Man hat guten Grund anzunehmen, daß das Eisen (auch im Körper der Anämischen) schon bevor es zum evtl. Aufbau des Hämoglobins oder der eisenhaltigen Zelloxydasen verwandt wird, einen funktionellen Ersatz für das fehlende Hämoglobin und vielleicht auch für eine verringerte Oxydasenwirkung der Zellen zu bieten vermag".

KÜHNAU verdanken wir auch die wertvollen Tierversuche, die uns die äußerst starken Knochenmarksreaktionen wiederspiegeln, die durch Kunstblut hervorgerufen werden und in der schnellen Zunahme von Hämoglobin und der Erythrozytenzahl auch beim Menschen sich wiederfinden. Sie werden verständlich, wenn man die aufschlußreichen Untersuchungen von HABELMANN berücksichtigt. Aber damit nicht genug. Nach den experimentellen Untersuchungen von KAMMERER besitzt das Hämin ähnlich anderen Farbstoffen eine bakterizide Wirkung. So kann eine Häminverdünnung von 1 : 2 000 noch deutlich das Wachstum von Bact. Megaterium hemmen. Eine solche bakterizide Wirkung ist auch mit Kunstblut „Hämoglutin" nachzuweisen. Bringt man auf eine mit Bakterien besäte Agarplatte einen Tropfen Kunstblut, so schießen überall die Bakterienkolonien auf, nur nicht an der Stelle des Kunstbluttropfens.

Aufgrund der geschilderten theoretischen Grundlagen und experimentellen Ergebnisse wurde uns nun folgendes Patent erteilt (Aktenzeichen des Patentes L 100.216 IV a/30 h): Kunstblut Nr. 710 994.

Verfahren zur Herstellung einer nicht diffundierende Eisenverbindungen enthaltenden Blutersatzflüssigkeit

Um das rasche Verschwinden einer nach Blutverlusten infundierten physiologischen Kochsalzlösung oder Ringerlösung aus der Blutbahn zu verhindern, hat man ihr Schutzkolloide z. B. Gummi arabicum, oder Gelatine zugefügt (BAYLISS, NONNENBRUCH, KESTNER u. a.). Neben der Wasserbindung erreicht man dadurch eine bessere Anpassung an die Viskosität des Blutes.

Ein wesentlicher Bestandteil fehlt noch in solchen Zubereitungen, wenn man sie mit den chemischen Bestandteilen des Blutes vergleicht, nämlich Eisenverbindungen. Im Blut sind sie bekanntlich hauptsächlich als Hämoglobin vorhanden, das zum Transport des Sauerstoffs von der Lunge aus ins Innere (und der Kohlensäure auf dem umgekehrten Weg) dient. In geringer Menge sind im Plasma andere, organisch gebundene Eisenverbindungen enthalten (z. B. „leicht abspaltbare Eisen" nach BARKAN), welche die Neubildung von hämoglobinhaltigen roten Blutkörperchen im roten Knochenmark anregen.

Wenn man Eisenverbindungen der Ringerlösung zugeben will, damit sie die letztgenannte Aufgabe, vielleicht aber auch die des Hämoglobins übernehmen sollen, so ist es notwendig, daß sie durch Bindung an einen organischen Stoff in einem kolloiden Komplex vorhanden sind, damit eine Diffusion möglichst verhindert wird. Beim Hämoglobin ist dieses durch die Bindung des kleinen eisenhaltigen Häminanteils an das große eisenfreie Globin gewährleistet.

Beliebiges Hämoglobin kann der Ersatzflüssigkeit nicht zugesetzt werden, weil die Globinkomponente ein artspezifisches Eiweiß ist. Der Zusatz von Hämin (oder Hämatin) allein gelingt nicht ohne weiteres, weil seine Löslichkeit in der praktisch neutralen Flüssigkeit zu gering ist.

Unter Ausnutzung jener Schutzkolloide, welche bereits der Infusionslösung zugesetzt worden sind, gelingt es jedoch, Hämin oder die anderen im Hämoglobin vorhandenen eiweißfreien Eisenverbindungen bei einer hinreichenden Konzentration in eine kolloide, deshalb nicht diffusionsfähige Lösung überzuführen; denn Hämin ist in Alkalien, z. B. Natronlauge, löslich und kann dann z. B. mit Gelatinelösung gemischt werden. Gibt man dann die äquivalente Menge Salzsäure hinzu, so tritt keine Fällung des Hämins ein, wie dieses bei Abwesenheit des Schutzkolloids erfolgen würde, sondern das Hämin bleibt in kolloidal gelöster Form (das Fehlen des Diffusionsvermögens läßt sich zeigen, wenn man eine solche Lösung im Reagenzglas über eine 10%ige Gelatinegallerte schichtet. Die Trennungsschicht verschiebt sich auch nach Tagen nicht).

Der Gehalt an Natronlauge und Salzsäure kann leicht so geregelt werden, daß die Flüssigkeit nachher 0,9 % Kochsalz enthält.

Beispiel: Hämin 0,25 g gelöst in 15 ccm Natronlauge und 20 ccm Wasser. Zugabe zu 25 ccm einer 10 %igen Gelatinelösung und 15 ccm in Salzsäure.

Patentanspruch:

Verfahren zur Herstellung einer nicht diffusible Eisenverbindungen enthaltenden Blutersatzflüssigkeit, dadurch gekennzeichnet, daß eine alkalische Häminlösung mit einem Schutzkolloid wie Gelatin gemischt und die Flüssigkeit dann durch eine äquivalente Säuremenge neutralisiert wird, so daß das vorher echt gelöste Hämin jetzt in eine kolloidale Lösung übergeht.

Bevor mit klinischen Versuchen begonnen wurde, war es notwendig, sich durch einen Selbstversuch zu überzeugen, daß das Kunstblut verträglich war. Bei dieser Infusion von Kunstblut wurde keinerlei Reaktion festgestellt, so daß an der von mir geleiteten inneren Abteilung des Kreiskrankenhauses Bad Homburg v. d. H. mit den Kunstblutbehandlungen begonnen werden konnte, nachdem auch die Tierversuche von Kühnau die volle Verträglichkeit des Kunstblutes schon früher bestätigt hatten. Bei den ersten 15 Infusionen wurde Kunstblut in einer Menge bis zu 350 ccm gegeben. Einmal trat ein leichter Schüttelfrost auf, wie wir ihn auch bei Infusionen mit physiologischer Kochsalzlösung erleben. Irgendwelche besonderen Beschwerden sahen wir bei gewöhnlichen langsamen Infusionen nicht.

Durch meine Verwendung im Osteinsatz während des Zweiten Weltkrieges hatte ich Gelegenheit, die günstige Wirkung des Kunstblutes bei schweren Verletzungen und Ausblutungen sowie bei Fleckfieberkranken zum Auffüllen des Gefäßsystems kennen zu lernen. Aus einer Reihe von Krankengeschichten seien hier 2 Beobachtungen wiedergegeben:

1. Soldat U. H. F. P. N. 02717 mußte aus einem Verwundetentransport wegen Verblutungsgefahr aus dem Arcus volaris der linken Hand ausgeladen werden. Er

befand sich in völlig desolatem Zustand. Blaß, bleich, ausgeblutet, pulslos, sprach auf nichts mehr an. Als sofortige Maßnahme wurde, da keine Zeit mehr für eine Bluttransfusion war, die seinerzeit größte Ampulle Kunstblut von 350 ccm gegeben. Patient erholte sich sehr schnell und sehr gut. Nach 8 Tagen leichte Nachblutung. Gefäß unterbunden, weiterhin prächtige, auffallend schnelle Erholung.

2. Gefr. M. H. 3. P. z. b. V. 751, eingewiesen am 25. 10. 41 — Befund: In der linken Lendengegend, in der hinteren Axillarlinie über der linken Rippe eine erbsengroße verschorfte Wunde. Die Weichteile der Umgebung in Handtellergröße verdickt. Der Klopfschall über der Lunge links unten ist leicht gedämpft. Das Atemgeräusch ist vesikulär, leicht abgeschwächt. Die Lungengrenzen sind h. u. kaum verschieblich. — Diagnose: Granatsplittersteckschuß linke Lendengegend. Thoraxverletzung?

31. 10. 41: Plötzlich blutiger Urin und Schmerzen beim Wasserlassen.

1. 11.:   Operation in der Nierengegend.

3. 11.:   Wegen Nachblutung erneut Operation. Patient fühlt sich sehr schwach, vollkommen appetitlos. Aus diesem Grunde erhielt er 100 ccm Kunstblut. Der Patient fühlt sich sofort auffallend besser, frischer und kräftiger.

8. 11.:   Nach einer weiteren starken Blutung und Operation Hämoglobingehalt 35 %. Patient erhält erneut 100 ccm Kunstblut (größere Ampullen waren nicht vorhanden).

Dieselbe schnelle Besserung wiederholte sich. Der Patient fühlte sich frischer, der Appetit besserte sich langsam.

11. 11.:   Erneut 100 ccm Kunstblut. Der Patient gibt dasselbe angenehme Befinden an.

12. 11.:   Die heute gegebenen 100 ccm Kunstblut (4. Gabe) werden ohne irgendwelche Störungen vertragen.

13. 11.:   Entfiebert.

14. 11.:   Erhält zum letzten Male 100 ccm Kunstblut. Von diesem Tage an sichtbare Besserung auch des Appetits.

Blutfarbstoffgehalt am:

10. 11.:   35 % Hämoglobin, 2,30 Millionen Erythrozyten
11. 11.:   37 % Hämoglobin, 2,35 Millionen Erythrozyten
12. 11.:   36 % Hämoglobin, 2,30 Millionen Erythrozyten
22. 11.:   50 % Hämoglobin, 3,40 Millionen Erythrozyten
1. 12.:   62 % Hämoglobin, 4,10 Millionen Erythrozyten

Neben chirurgischen Erkrankungen wurde Kunstblut auch bei schwerer Ruhr und bei Fleckfieber gegeben. SPAETH von dem Infektionslazarett Warschau teilte mir mit, daß er ausgezeichnete Erfolge mit Kunstblut zur Beseitigung der Benommenheit, Unruhe und der anderen zerebralen Störungen bei Fleckfieber gehabt hat. Wahrscheinlich ist die günstige Wirkung auf die Beseitigung des Gehirnödems durch das Kunstblut zurückzuführen.

Aus den bis jetzt angestellten Beobachtungen können für die Anwendung des Kunstblutes folgende Indikationen herausgestellt werden.

1. Kleine Mengen von 10—20 ccm zur Blutgerinnungsförderung, wie bei Clauden, Sangostop usw.

2. Bei völlig Ausgebluteten 350 ccm und mehr als Blutersatz. Diese Menge genügt, um bei völlig ausgebluteten pulslosen, nicht mehr reagierenden Patienten lebensrettend und lebenserhaltend zu wirken.

3. Zur Hebung des Allgemeinbefindens werden nur 100 ccm Kunstblut benötigt. Sie können täglich gegeben werden. Diese günstigen Wirkungen stehen wahrscheinlich im Zusammenhang mit der speziellen Beeinflussung des erythropoetischen Systems, wie KÜHNAU durch seine Kaninchenversuche feststellen konnte.

So günstig die Wirkung des Kunstblutes bei den verschiedenen Indikationen war, so einfach war auch seine Anwendung in der Praxis. Kunstblut wurde durch die Fa. Braun, Melsungen, in Form von Ampullen hergestellt, die gleichzeitig als Infusionsgerät dienten. Die Ampullen waren abschraubbar, so daß auch das lästige Feilen zum Öffnen der Ampullen wegfiel. Zur Infusion genügte die Anbringung eines gewöhnlichen sterilen Schlauches an die Ampulle. Ohne irgendwelchen Druck floß das Kunstblut in die Vene ein.

Zusammenfassung

1. Kunstblut „Hämoglutin", eine Hämin-Gelatinelösung, ist ein vollwertiger Blutersatz für die Frischbluttransfusion.

2. Kunstblut wirkt blutgerinnungsfördernd.

3. Kunstblut wurde gut vertragen, da der Körper gegen Gelatine keine Antikörper bildet.

4. Kunstblut ist blutgruppenunspezifisch und damit der Frischbluttransfusion in der praktischen Anwendung überlegen.

5. Es kommt schnell zu einer Steigerung der Erythrozyten und einer Erhöhung des Hämoglobins.

6. Bei der Anwendung sind die Grundsätze der Umstimmungstherapie zu berücksichtigen.

Leider hat damals der größere Verbrauch von Rohmaterial gezeigt, daß die gelieferte Gelatine nicht mehr einwandfrei war, so daß zunächst auf weitere Behandlungen mit Kunstblut verzichtet werden mußte. Zu gegebener Zeit sollten die Herstellungsarbeiten wieder aufgenommen werden.

7. Über Luftelektrizität

Schon seit langem spielt die elektrische Energie für Erkennung und Behandlung von Krankheiten eine bedeutende Rolle. Die Art der Anwendung in der Heilkunde unterlag jedoch dem Wandel der Zeiten. Zur Charakterisierung der Form der Anwendung der elektrischen Energie gehen wir am besten von der Wirkung auf den menschlichen Körper aus. Wohl immer kommt es dabei zunächst zu einer Transformation der Energie. Die Umwandlung der elektrischen Energie kann nun schon außerhalb des Körpers vor sich gehen oder aber innerhalb der Gewebszellen. Wir können also von mittelbarer und unmittelbarer Wirkung der elektrischen Energie auf den menschlichen Körper sprechen. Zur 1. Gruppe gehören die Röntgenstrahlen, die mit elektrischen Lichtquellen erzeugten ultravioletten Strahlen, das elektrische Licht im allgemeinen in Form der Lichtbäder, die hochfrequenten Ströme in Form der Arsonvalisation. Zur 2. Gruppe, bei der die Umwandlung der elektrischen Energie im Körper stattfindet, rechnen wir die klinische und chirurgische Diathermie, die Galvanisation, die Faradisation und die Kurzwellenbehandlung.

Unter Diathermie verstehen wir die Umwandlung der elektrischen Energie in Wärme, wobei der menschliche Körper als Transformator dem elektrischen Strom Widerstand entgegensetzt, so daß sich die elektrische Energie in Wärme umsetzt. Hierbei kommt es nicht zu einer Schädigung des Gewebes, da wir hochfrequente Ströme anwenden, die nicht zu einer Konzentrationsänderung im Zellhaushalt führen. Ganz anders verhält es sich bei der Galvanisation und der Faradisation. Hier wirkt sich die elektrische Energie in Form eines chemischen Reizes aus. Es kommt wie in jeder Lösung zu einer Konzentrationsänderung im Gewebe. Bekanntlich tritt in einer Elektrolytlösung durch den elektrischen Strom eine Ionenverschiebung nach den Polen entgegengesetzten Vorzeichen statt. Diese Ionenverschiebung führt zu einer Konzentrationsänderung im Gewebe, die nun als chemischer Reiz auf die Zellen wirkt. Bei starkerer Intensität der Ströme kommt es zu Schmerzempfindung und schließlich zur Schädigung des Gewebes.

Wenn wir eben von Ionen gesprochen haben, so meinen wir die bei der Elektrolyse entstehenden Elektrolyt-Ionen. Sie stellen dissoziierte Moleküle mit negativer oder positiver Ladung dar. — Von nun an soll jedoch von einer anderen Art der Ionisation und zwar von der Ionisation der Luft gesprochen werden. Die Luft-Ionen sind etwas ganz anderes als die bei der Elektrolyse entstehenden. Gemeinsam ist beiden nur das Vorhandensein einer elektrischen Ladung; verschieden aber sind Träger und Medium. Bei den Elektrolyt-Ionen handelt es sich stets nur um dissoziierte Moleküle, bei den Ionen der Luft dagegen um Träger der verschiedensten Art. Die Massen der Luft-Ionen schwanken zwischen 1 : 100 Millionen. Bei der Elektrolyse ist das Medium, also die Lösung, die Quelle für die Ionen; wenn ein Ion entfernt wird, entsteht sofort ein anderes, bei der Luftelektrizität jedoch nicht. Wir können somit zur Charakterisierung der Luftelektrizität in kolloidchemischer Sprache von einem Luftsol reden, bei dem die Ionen, d. h. die elektrisch geladenen Teilchen, das disperse Kolloid darstellen. Es handelt sich also hier um 2 völlig getrennte physikalische Grundphänomene. Die Luft-Ionen sind keine Elektrolytionen, sondern Molekülkomplexe mit elektrischer Ladung.

Bevor wir auf die physikalischen und klinisch biologischen Untersuchungen eingehen, sei ein kurzer historischer Rückblick gestattet, denn die Beschäftigung mit Luftelektrizität ist kein ganz neues Problem. Schon vor 180 Jahren hat HUFELAND die Möglichkeit der Beeinflussung des menschlichen Organismus durch die Schwankungen der Luftelektrizität erörtert. Ja, er verlangte, daß es Pflicht eines jeden Arztes sei, sich eine genaue Kenntnis dieser Beziehungen zu verschaffen und die Eigenschaften und Veränderungen der Atmosphäre mit Hilfe guter Barometer, Hygrometer und Elektrometer zu beobachten. So haben andere Naturforscher, besonders Ärzte in jener Zeit, immer wieder auf diese Beziehungen hingewiesen. Man brachte die Luftelektrizität in Verbindung mit Epidemien, dem gehäuften Auftreten von Krankheiten zu bestimmten Zeiten und an bestimmten Orten. Im Jahre 1888 hat schließlich SCHLIEP, ein Badearzt in Baden-Baden, physikalische Messungen und klinische Beobachtungen angestellt und glaubte schon damals einen deutlichen Unterschied im Befinden des Menschen zu finden, wenn er in der Luft mehr positive oder mehr negative Elektrizität feststellen konnte. Später haben andere Autoren bestimmte Erkrankungen auf die Luftionisation zurückgeführt. So glaubt CASPARI aufgrund seiner Untersuchungen im Hochgebirge, daß die Berg- und Föhnkrankheit durch die Luftelektrizität verursacht wären; man führte ferner die Wetterfühligkeit, rheumatische Beschwerden und die Klimaempfindlichkeit auf diese Ionisation zurück. In neuerer Zeit haben besonders Autoren der Schweiz, UdSSR und Deutschland physikalische Messungen und klinische Beobachtungen angestellt, nach denen sie einen deutlichen Zusammenhang zwischen Luftelektrizität, krankhaftem Geschehen und Befinden des Menschen festzustellen glauben.

Den in der Literatur niedergelegten Beobachtungen und Vermutungen über biologische Wirkungen der Luftionen fehlte jedoch das Entscheidende, ein eindeutiger Beweis. Denn es war niemals gelungen oder auch nur ernstlich versucht worden, Ionen allein zur Einwirkung zu bringen. Soweit es sich um Beobachtungen in der Atmosphäre handelt, gibt es andere gleichzeitig wirkende und ebenfalls starken Schwankungen unterworfene Faktoren. Neben verändertem Ionengehalt ist jederzeit irgendeine Variation des Luftdrucks, der direkten und indirekten Lichtstrahlen, der ultravioletten Komponenten, des Abkühlungsfaktors, der Temperatur, des Feuchtigkeitsgehaltes vorhanden. Schon aus diesem Grunde war ein eindeutiger Rückschluß von den meist subjektiven Befunden auf die Ionen als Ursache nicht möglich. Bei einigen Autoren, die mit künstlichen Ionen arbeiteten, jenen, die radioaktive Substanzen oder ultraviolette Lichtquellen benutzten, war es ebenso. Die Ionenerzeugung war mit thermischen, mechanischen Effekten, mit Ozonbildung, Erzeugung nitroser Gase verknüpft und irgendein Beweis für die physiologische Wirkung der Luftionen fehlte. Aber außer diesen Hindernissen bestand noch ein zweites Moment. In der uns umgebenden Luft haben wir stets positive und negative Ionen, meist mit einem Überschuß von positiven. Auch wechselt die Ladung und damit die Leitfähigkeit der Luft fortwährend; ja wir können sogar ein bestimmtes periodisches Verhalten der Luftelektrizität für Jahr und Tag feststellen. Im Durchschnitt haben wir in normalen Zeiten in der Ebene etwa 3 000—7 000 Ionen pro Kubikzentimeter Luft, unter besonderen Verhältnissen dagegen steigt die Zahl der Luftionen in der Atmosphäre gelegentlich bis auf 30 000—40 000 pro Kubikzentimeter, unter anderem bei Gewitter oder gewissen klimatischen Verhältnissen.

Dabei müssen wir mehrere Gruppen von Luft-Ionen unterscheiden: Leichte Gas-Ionen von Molekülgröße, die eine sehr starke Beweglichkeit haben

(Sauerstoff- oder Stickstoffionen usw.), ferner mittelgroße, bzw. mittel-schwere von DESSAUER benutzte Ionen und schließlich die sehr viel grö-ßeren und trägeren sogenannten Langevin-Ionen. Die Langevin-Ionen sind über 100—1000mal schwerer beweglich als die Gas-Ionen und sind nichts anderes als Staubteilchen oder Wassertröpfchen mit elektrischer Ladung. Wie sich herausstellte, sind wahrscheinlich die mittelschweren Ionen, also kleinste geladene Staubteilchen die biologisch wirksamen, weil sie allein von den Alveolen aufgenommen werden. In mühevollen Untersuchungen hatte JANITZKY im Modellversuch zeigen können, daß beim Einatmen sich die leichten Gas-Ionen hauptsächlich in der Mundhöhle niederschlagen, die meisten schweren Langevin-Ionen aber, ohne ihre elektrische Ladung abzu-geben, wieder ausgeatmet werden, und nur die mittelschweren Ionen in der Lunge ihre Ladung abgeben. Von großer Bedeutung sind die Untersuchungen von ISRAEL, der in Bad Gastein mit seinen großen Wasserfällen (Lenardscher Effekt) diese mittelschweren Ionen im Überfluß fand. Ich verweise hier auf die klinischen Untersuchungen GERKES in Badgastein. Das Forschungs-problem, mit denen man das Gebiet erschließen konnte, bestand also darin, die strenge Beziehung zwischen dem Vorhandensein von eindeutig bestimm-ten Ionen und irgendwelchen biologischen Reaktionen herbeizuführen.

Es gibt eine ganze Reihe von Vorgängen, durch die wir in der Luft positive oder negative Ionen herstellen können, zum Beispiel durch Röntgenstrahlen, radioaktive Substanzen, ultraviolettes Licht, Hochspannung, Hochfrequenz, Flammen, glühende Alkalien und Metall, sowie Zerstäuben von Wasser. Zuerst versuchte man die leicht beweglichen Gas-Ionen herzustellen, doch zeigten sich dabei 2 große Schwierigkeiten. Diese Ionen rekombinieren sich sofort wieder und lassen sich nur sehr schwer trennen. DESSAUER, JANITZKY und WOLODKEWITSCH gingen deshalb zu den feinen Staub-Ionen über und wählten schließlich als Ionenspender das Magnesiumoxyd, ein pharmakolo-gisch möglichst neutralen Körper. Das Wesentliche der Apparatur, mit der ich über 10 Jahre gearbeitet habe, ist nun folgendes: Ein meß- und regulier-barer Luftstrom den man durch irgendeinen Ventilator erzeugt, wird filtriert und durch ein Glasrohr geleitet. In diesem Glasrohr befindet sich ein mit Platindraht umwickeltes Stück Magnesiumoxyd, das durch einen elektri-schen Strom bis zur Weißglut erhitzt wird. In diesem Zustand werden positiv und negativ geladene Magnesiumoxydionen an den Luftstrom abgegeben. Dieser führt die Ionen zu einer Elektrode auf hohem Potential, wodurch die nicht gewünschten Ionen abgestoßen werden. Der weiter zum Patienten geführte Luftstrom hat also nur Teilchen *einer* Polarität, die dann der Patient einatmet. Die gesamte, bei einstündiger Inhalation eingeatmete Magnesium-oxydmenge, beträgt etwa $1/50$ mg. Es erhebt sich deshalb die große Frage, ob das Magnesiumoxydluftion noch als pharmakologisch neutral anzusehen ist, wenn man an die homöopathische Behandlung mit Magnesiumpräparaten denkt (siehe Abschnitt B 8.).

Welche Patienten und welche Krankheiten werden nun mit unipolar geladener Luft behandelt bzw. reagieren am stärksten darauf? Wir können auch anders fragen: Welche Patienten leiden am meisten unter ungünstiger Verteilung der Luftelektrizität, vor allem unter Witterungswechsel, Klimawechsel, Gewitterschwüle usw.? Es sind nach meinen Erfahrungen fast immer gefäßlabile Menschen, die häufig zum Konstitutionstyp B meiner Reaktionstypenlehre gehören. Sie leiden wiederum besonders stark unter den Erkrankungen, die mit Gefäßveränderungen einhergehen (Spasmen). Mit gutem Erfolg werden deshalb Erkrankungen, die mit Gefäßkrämpfen verbunden sind, wie erhöhter Blutdruck, Migräne, migräneartige Kopfschmerzen, Angina pectoris vasomotorica, Rhinitis vasomotorica und vasomotorische Störungen im Klimakterium behandelt. Aber auch die Wetterempfindlichkeit scheint auf Gefäßveränderungen zurückzuführen sein. So erklärte mir ein Kriegsbeschädigter, der den rechten Arm verloren hatte, daß er in seinem Amputationsstumpf gewöhnlich nicht Schmerzen verspüre, sondern Wärme und Kälte, was wohl auf Gefäßerweiterung bzw. -verengung zurückzuführen ist. Steigert sich das Kältegefühl, so können auch Schmerzen entstehen. Solche wetterempfindliche Patienten sind besonders jene, die an chronischem Muskelrheumatismus leiden. Nicht reagieren Neuritiden und Neuralgien, was besonders im Klimakterium festzustellen ist, wenn die Hitzewallungen sich bessern, die neuralgischen Beschwerden aber bestehen bleiben. Gelegentlich einer Behandlung von migräneartigen Kopfschmerzen beobachteten wir, daß auch die gleichzeitig bestehende Nebenhöhleneiterung sich derart besserte, daß die Sekretion verschwand . Diese Beobachtung veranlaßte uns, mit der Frankfurter Universitäts-Nasenklinik in Verbindung zu treten, um in größerem Maßstabe Nebenhöhleneiterungen zu behandeln. Bei diesen Untersuchungen ergab sich, daß zwar sehr bald die subjektiven Beschwerden, besonders die starken Kopfschmerzen verschwanden, und die Leute wieder arbeitsfähig wurden, daß der objektive Befund aber sehr nachhinkte und sich nur langsam besserte. Diese Tatsache veranlaßte uns, Patienten mit Nebenhöhlenaffektionen viel länger als gewöhnlich inhalieren zu lassen, um Rückschläge zu vermeiden.

Wir haben also gesehen, daß wir die Zustände, die mit funktionellen Gefäßveränderungen einhergehen, und gerade diejenigen wiederum, die an ein labiles Gefäßnervensystem gebunden sind, mit Erfolg mit ionisierter Luft behandeln können. Bei diesen und den von STRASBURGER und HAPPEL veröffentlichten klinischen Untersuchungen wurden die Erfolge mit **negativen** Ionen erreicht. Meine eigenen mit **positiven** Ionen gemachten Erfahrungen waren nicht immer ungünstig; auf jeden Fall ist eine früher von anderer Seite ausgesprochene Furcht, wegen Lebensgefahr die Behandlung mit positiven Ionen abzubrechen, völlig unbegründet. Diese Befürchtung ist um so unverständlicher, wenn man bedenkt, daß wir doch ständig in einer Atmosphäre mit einem Überschuß von positiven Ionen leben. M. E. liegt der Schlüssel des Problems nicht in der Frage positive oder negative Ionen, sondern mehr im plötzlichen und starken Wechsel von Art und Zahl der Ionen gleichen oder entgegengesetzten Vorzeichens. Wir sollten deshalb in

Zukunft bei unserem therapeutischen Vorgehen diesen Wechsel in Ionenzahl und -art berücksichtigen.

Bei unseren Behandlungen hatten wir folgendermaßen dosiert:

Hoher Blutdruck, Migräne und Nebenhöhlenaffektionen wurden 3mal wöchentlich behandelt, die beiden ersten Erkrankungen bis zu 20 Minuten Dauer, bei den Nebenhöhlenerkrankungen stiegen wir auf 30 Minuten und mehr. Die Anzahl der Ionen betrug 10 000 000 pro Kubikzentimeter. 20 Einzelbehandlungen wurde als eine Inhalationskur betrachtet.

Was nun die Frage der Überdosierung betrifft, so erlebten wir es, daß Patienten, die vorher über verhältnismäßig gutes Wohlbefinden und guten Schlaf berichteten, plötzlich über innere Unruhe und beginnende Schlaflosigkeit klagten. Gehen wir dann in der Dosis zurück, verschwinden diese unangenehmen Erscheinungen.

Wir haben bis jetzt von den Erkrankungen und den Behandlungserfolgen gehört, nicht aber von dem Maßstab, mit dem diese Erfolge gemessen wurden. Lange Zeit war man dabei auf die subjektiven Angaben der Patienten angewiesen. Nur bei den Nasennebenhöhlenaffektionen hatten wir in den Kontrolluntersuchungen in der Nasenklinik einen objektiven Befund. Zwar habe ich im Verlauf einer Kur Senkungen des Blutdrucks bis zu 40—60 mm gefunden, aber ebenso auch Steigerungen. M. E. ist die Blutdrucksenkung, die von so vielen Faktoren abhängig ist, nie ein Beweis für die Ionenwirkung. Überhaupt hatte ich den Eindruck, daß unsere klinischen Untersuchungsmethoden für diese mit Luftelektrizität behandelten Kranken viel zu grob sind. Bisher gaben alle diese Untersuchungen, wenn man die nötigen Kontrolluntersuchungen einschaltete und alle Fehlerquellen auszuschalten versuchte, keine eindeutigen irgendwie verwertbaren Resultate. Ich verzichte deshalb auf die Wiedergabe dieser Untersuchungen (STRASBURGER, HAPPEL, BAEDORF, SPOHR u. a.). Dagegen gelingt vielleicht der Nachweis der Wirksamkeit der Ionen durch biologische Experimente. Die Schwierigkeit lag auch bei diesen biologischen Experimenten in dem Auffinden der richtigen Methodik. So führten die ersten Versuche der Botaniker zu keiner Entscheidung. Erst LAIBACH ist es mit WOLODKEWITSCH gelungen, in dem Pilz Phykomyces Blakeslianus ein Testobjekt gefunden zu haben, das gegenüber den Kontrollen deutlich und einwandfrei auf negativ ionisierte Luft reagierte.

Wie können wir uns nun die Wirkung der Luftelektrizität auf den Organismus erklären?

Die Stärke der erzeugten Ströme von der Entladungsstelle in der Lunge bis zu der Stelle, wo der Mensch geerdet wird, beträgt 10^{-10} Ampère; sie ist so klein, daß man sich wohl kaum eine Wirkung davon versprechen kann. Ob irgendwelche Permeabilitätsveränderungen der Gefäßwandung eintreten oder sonstige Gefäßveränderungen, müssen weitere Untersuchungen erst klären.

Ich habe es deshalb sehr begrüßt, daß die AEG mir seinerzeit eine Apparatur zur Verfügung stellte, mit der wir ebenfalls Ionen bestimmter

Größe, Menge und Vorzeichen erhalten konnten. 10jährige Beobachtungen zeigten mir, daß wir auch mit dieser Apparatur ähnliche Erfolge erzielen konnten. Behandelt wurden: migräneartige Kopfschmerzen, nervöser Erschöpfungszustand, nervöse Schlaflosigkeit, Wetter- und Klimaempfindlichkeit und vasomotorische Störungen im Klimakterium.

Wir haben auf jeden Fall in der Anwendung der Elektrizität in kolloider Verteilung im Luftsol ein völlig neues Arbeitsgebiet kennengelernt. Außerdem scheint es notwendig zu untersuchen, ob nicht die Ionisierung von Medikamenten einen neuen Weg zur Einverleibung von Arzneimitteln in den Organismus darstellt.

B. KLINISCH-ÄRZTLICHE TÄTIGKEIT

1. Klarstellung der Begriffe „Physikalische Therapie" und „Naturheilkunde"

„Physikalische Therapie" und „Naturheilkunde" sind 2 Begriffe, die nicht miteinander verglichen und noch weniger bei einem solchen Vergleich bewertet werden sollten. Das Wesen beider Begriffe liegt auf verschiedenen Ebenen.

Unter „Physikalischer Therapie" verstehen wir ein Lehrfach für ganz bestimmte Behandlungsverfahren, wie es auch das Lehrfach der Pharmakologie für die Methoden der medikamentösen, chemischen Therapie darstellt.

Wenn man anstelle von „Naturheilkunde" „natürliche Heilweisen" setzt, kann man allerdings diesen Begriff mit dem der physikalischen Therapie vergleichen, obwohl der Begriff „Physikalische Therapie", also der medikamentenlosen Therapie, umfassender ist. In diesem Falle sehen wir in beiden Worten Sammelbegriffe für *Methoden*, die zum Teil die gleichen sind. Ich erinnere hier an die Kalt- und Warmwasserbehandlung. — Der Begriff „Naturheilkunde" stellt eine Krankheitsauffassung im ärztlichen Denken und Handeln dar. Wer ihr huldigt, sieht im Krankheitsgeschehen eine Abwehrreaktion des Organismus der ihm innewohnenden Naturheilkraft, der Physis, des Heilbestrebens der Natur. Der Arzt muß aufgrund seiner Kenntnis vom „biologischen Geschehen" diese Naturheilkraft in die richtige Bahn lenken, denn Naturheilung bedeutet nicht immer Erhaltung der Funktion oder gar des Organismus. Eine Pericarditis exsudativa kann mit einer Synechie ausheilen und trotzdem muß der Patient sterben, wenn der Operateur nicht eingreift. Die entzündeten Wirbelgelenke bei Bechterewscher Erkrankung heilen mit einer vollen Versteifung aus und machen den Menschen funktionsuntüchtig. Wohl gemerkt, nicht der Arzt, sondern die Natur heilt, aber der Arzt muß die Naturheilkraft steuern. Diese Auffassung aber wird von jedem guten Arzt vertreten und sollte nicht auf den Naturheilarzt beschränkt werden.

Nach dieser Anschauung über das Krankheitsgeschehen und seine Heilung kann also ein Vertreter der Naturheilkunde Chirurg, Augenarzt, Internist, Physikotherapeut, ja selbst Chemotherapeut, z. B. homöopathischer Arzt, sein. Er muß also überhaupt nicht mit den Methoden der Naturheilweisen arbeiten; er muß nur aufgrund seiner anatomischen, pathologischen und physiologischen Kenntnisse die therapeutischen Folgerungen im Sinne der Naturheilkunde aus der von ihm gestellten Bedeutungsdiagnose (GROTE) ziehen.

Es ist deshalb m. E. nach dieser Definition auch falsch, wenn wir von einer wissenschaftlichen Unterbauung der Naturheilkunde reden und damit die wissenschaftlichen Grundlagen z. B. der Hydrotherapie meinen. Das hat nichts mit Naturheilkunde zu tun, sondern gehört zur physikalischen Therapie. Wer die wissenschaftlichen Grundlagen der Naturheilkunde, also einer Krankheitsauffassung, d. h. eines Gebietes der physiologischen Medizin festlegen will, muß weitgehend mit den Methoden der Philosophie arbeiten und nicht mit denen der Naturwissenschaft.

Naturheilkunde kann man also nicht anwenden, sondern man benutzt in diesem Falle die Heilmethoden der Medizin, z. B. der physikalischen Therapie bzw. der natürlichen Heilweisen.

Wenn wir auf diese Weise die beiden Begriffe „Physikalische Therapie" bzw. „natürliche Heilweisen" einerseits und „Naturheilkunde" andererseits in unser medizinisches Denken einreihen, in den ersten Begriffen also reine Lehrfächer, die es seit über 50 Jahren auf der Hochschule gibt, und in dem Begriff „Naturheilkunde" eine Krankheitsauffassung sehen, so wird man schließlich auch finden, daß selbst die Denkweise eines erfahrenen Hochschullehrers ohne weiteres mit dem Denken und Handeln des gewissenhaften, kritisch und nicht einseitigen Naturheilarztes gleichgesetzt werden kann.

2. Das Überwärmungsproblem (Literatur dazu s. S. 149)

Während im 1. Teil meiner Ausführungen sich die wissenschaftliche Arbeit mit einem dem Arzte meist fremden Gebiet, der Kolloidchemie, beschäftigt, soll in dem nun folgenden 2. Teil eine Maßnahme aus dem Gebiet meines früheren Lehrstuhlfaches (physikalische Therapie, Balneologie und Klimatologie), das älteste Heilmittel der Menschheit, die Wärme, herausgegriffen werden. Allerdings wird sie in einer Form gebracht, wie sie Jahrhunderte lang nicht angewandt wurde. So wie die Kolloidchemie uns neue Erkenntnisse brachte, Lücken in der ärztlichen Praxis ausfüllte und die wissenschaftlichen Rätsel auf einfachste Weise löste, so soll auch bei der Anwendung der Wärme in Form der Überwärmung gezeigt werden, daß auch schwere Erkrankungen, die selbst Medikamenten gegenüber widerstandsfähig waren, noch durch das einfache heiße Wasser in Form der Überwärmung geheilt werden konnten.

Bevor wir aber auf das Überwärmungsproblem eingehen, seien noch einige allgemeine Bemerkungen über die natürlichen Heilvorgänge im Organismus eingefügt:

1. Eine Schädigung des Organismus versucht die Natur durch eine *Entzündung*, eine *örtliche* Abwehrmaßnahme des Körpers auszuheilen. Der Hauptheilfaktor der Entzündung ist die **Hyperämie**. Diese Blutfülle kann durch Wärme hervorgerufen werden. Wärme verstärkt also eine bestehende akute Entzündung und hilft dadurch mit, die Schädigung im Organismus zu beseitigen.

2. Genügen diese örtlichen Maßnahmen des Organismus zur Ausheilung einer schweren Erkrankung nicht, so kommt es zum **Fieber** im Sinne einer **Allgemeinreaktion** des Körpers mit einer Steigerung der spezifischen und

unspezifischen Abwehrkräfte. Der Hauptheilfaktor des Fiebers ist die **Überwärmung.** Sie wird durch Wärmezufuhr hervorgebracht. Fieber bei einer Infektion kann in ihrer Körpertemperaturhöhe auf diese Weise noch gesteigert werden, so daß die Erkrankung ausheilt. Dementsprechend haben wir bei der Ausheilung schwerer Erkrankungen Fieber. Ist der Reiz zur Erzeugung des Fiebers jedoch so gering, daß keine Temperaturerhöhung zur Schädigung der Erreger eintritt, wie z. B. bei Paralyse, so sehen wir, daß es sehr leicht gelingt, künstlich mit dem Überwärmungsbad nachzuhelfen und hohe Körpertemperaturen von 41 und 42° C zu erzeugen und damit die Erkrankung so zu beeinflussen, daß der Patient geheilt wird. Beim chronischen Gelenkrheumatismus ist es umgekehrt. Bei dieser Erkrankung sind so hohe Körpertemperaturen zur Ausheilung nicht notwendig. Hier genügen Körpertemperaturen von 38—38,5° C.

Doch beginnen wir nun mit unseren Ausführungen über das Überwärmungsproblem.

Was verstehen wir unter Überwärmung? Wir verstehen darunter eine Erhöhung der Körpertemperatur aufgrund vermehrter Wärmezufuhr und verringerter Wärmeabgabe. Sitzen wir in einem warmen Bad und lassen heißes Wasser langsam zulaufen, so kommt es nach einiger Zeit zum Schweißausbruch und einer Erhöhung der Körpertemperatur auf 37—37,5° C. Der Schweiß, der durch seine Abdunstung abkühlend wirken sollte, bleibt wirkungslos. Der Schweiß geht in das Badewasser, wie wir nachweisen konnten. Zwangsläufig muß es deshalb durch die weitere Wärmezufuhr zu einer zunehmenden Erhöhung der Körpertemperatur kommen.

Jeder denkt sofort an Fieber. Und doch besteht, vom biologischen Standpunkt aus betrachtet, ein großer Unterschied zwischen Fieber und Überwärmung. Fieber ist eine zentrale Störung im Wärmezentrum mit nicht mehr normaler Funktion der Wärmeregulationsmechanismen, bedingt durch die Toxine der krankmachenden Bakterien. Überwärmung dagegen ist eine periphere Wärmestauung mit noch vollkommen normaler Funktion der Wärmeregulationsmechanismen — oder anders ausgedrückt: Kommt es beim Fieber zu einem Kreislaufkollaps, so ist es oft sehr schwer ihn zu beseitigen (bei einer Malariatherapie dauert es oft Tage, bis die das Fieber erzeugenden Malariaerreger beseitigt sind), während es bei der Überwärmung genügt, den Abflußstöpsel herauszuziehen und den Patienten mit Kaltwasser zu übergießen; der Puls ist dann wieder da.

Obwohl zwischen der Therapie mit künstlichem Fieber und der Überwärmung in bezug auf den Erfolg oft kein Unterschied besteht, liegt aber in der eben genannten Unsicherheit einer der Faktoren, der zu der erhöhten Sterblichkeit des Fieberpatienten im Gegensatz zum Überwärmungsbehandelten führt. Ein 2. Punkt liegt in der Dosierung.

Aber es gibt noch weitere Unterschiede zwischen Fieber und Überwärmung. Die höchste Fiebertemperatur liegt bei 42,6° C; steigt die Temperatur noch weiter an, so tritt der Tod ein. Bei Überwärmung habe ich selbst bei einer Paralysebehandlung Körpertemperaturen von 43,2° C gemessen, erzeugt nur durch Zulaufen von heißem Wasser zum Badewasser. Auch von Chirurgen wurden bei Halsmarkquetschungen Körpertemperaturen von 43—44° C beobachtet. Schließlich habe ich gemeinsam mit 14 Schwestern und Ärzten Vergleichsversuche angestellt. Mit Pyrifer, einem Produkt aus Bakterieneiweiß, haben wir versucht, eine bestimmte Körpertemperatur-erhöhung bei uns hervorzubringen und dann am nächsten Tag die gleiche Körpertemperatur durch heißes Wasser. Während wir mit Überwärmung bis auf $^1/_{10}°$ C schon **im voraus** die Höhe der Körpertemperatur festlegen konnten, ist das bei künstlich erzeugtem Fieber nicht möglich. Ja, wir wußten manchmal noch nicht im voraus, ob der Körper nach der Injektion von Pyrifer überhaupt fiebern würde oder ob man nur unangenehme Schmerzen in den Gliedmaßen bekam. Trotz dieser Unterschiede sind zwar die Heil-erfolge bei beiden Maßnahmen gleich, nur die Sterblichkeit ist bei dem künstlich erzeugten Fieber höher. Ursächlich hängt das damit zusammen, daß das künstlich erzeugte Fieber im Organismus nicht wie die Überwärmung steuerbar ist. Aber in der Medizin ist die Dosierung das A und O in der Behandlung. Wir sollten deshalb immer zwischen Fieber und Überwärmung unterscheiden. Selbst unangenehme Zustände bei Fieber können durch Über-wärmung beseitigt werden. Als eine Ärztin bei unseren Versuchen mit Pyrifer-Fieber eine Körpertemperaturerhöhung auf 39,6° C und starke Beschwerden äußerte, bat sie, ihr doch durch Medikamente diese zu nehmen. Ich gab ihr jedoch keine Medikamente, sondern ein Überwärmungsbad und brachte sie auf 40° C. Gleichzeitig mit der Körpertemperaturerhöhung, trat ein starker Schweißausbruch ein, danach sank die Körpertemperatur, die Beschwerden verschwanden und die Ärztin fiel in einen wohltuenden Schlaf. Vom wissen-schaftlichen Standpunkt aus werden wir deshalb nicht von physikalisch er-zeugtem Fieber oder dem Fieberbad sprechen, sondern einfach nur von Über-wärmung.

Leider sind die beiden Begriffe Fieber und Überwärmung auch im Ausland noch nicht mit dieser Schärfe und Klarheit auseinandergehalten worden. RICHET, SURMONT und LE Gô haben zwar 2 Begriffe unterschieden, die den unsrigen entsprechen. Sie nennen sie „l'hyperthermie active" und „l'hyper-thermie passive", wobei unter dem ersten Begriff unser „Fieber" zu verstehen ist. Wäre es nicht im Hinblick auf die gegebene Definition sprachlich deut-licher gekennzeichnet, den Begriff „Pyrétothérapie" nur auf die eigentliche „Fieberbehandlung", die seitherige „Hyperthermie active" anzuwenden? Dann bleibt uns im Gegensatz dazu nur das Wort „Hyperthermie" und die Beifügung „passive" ist unnötig. Den Begriffen „Fevertherapy, Pyrétothérapie und Fiebertherapie" stehen dann die Begriffe „Hyper-thermia, Hyperthermie und Überwärmung" gegenüber. Diese Klarstellung der Begriffe, d. h. die scharfe Trennung zwischen Fiebertherapie und Über-wärmungsbehandlung ist dringend notwendig für die Beurteilung der Heil-erfolge und der während der Behandlung evtl. auftretenden Zwischenfälle.

Nach dieser Begriffserklärung sei nun der klassische Versuch des französi-schen Biologen Louis PASTEUR erwähnt. Er hatte bei seinen Milzbrandversuchen gefunden, daß es Tierarten gibt, die gegen diese gefährliche Infektion immun sind. Vor allem waren es die Hühner. Da das Huhn schon normalerweise eine Körpertemperaturhöhe von 41° C hat, prüfte PASTEUR, ob diese hohe Körpertemperatur vielleicht die Ursache dieser Immunität sein könnte. Er stellte ein Huhn in Wasser von 12° C. Nach einer Stunde hatte das Huhn nur noch eine Körpertemperatur von 37—38° C. Wenn er nun einem so vorbereiteten Huhn Milzbrandbazillen injizierte, so konnte er nach 24 Stunden massenhaft Milzbrandbazillen im Blut des Tieres nachweisen, und das Huhn starb. Wenn er aber ein genauso vorbereitetes Huhn nach Ausbruch der ersten Milzbranderscheinungen, als schon zahlreiche Milzbrandbazillen im Blut nachzuweisen waren, wieder aus dem kalten Wasser nahm und in einen Brutschrank brachte, so daß dann wieder eine Körpertemperatur von 41—42° C erreicht wurde, verschwanden die Bazillen aus dem Blute und das Tier gesundete.

Was sagen uns nun diese Versuche? Sie sagen uns 1., daß es möglich ist, mit hohen Körpertemperaturen gefährliche Krankheitserreger abzutöten. Da aber der Milzbrandbazillus bei diesen Temperaturen im Reagenzglas noch nicht abgetötet wird, müssen 2. noch andere Kräfte im lebenden Organismus vorhanden sein, die die durch die hohe Körpertemperatur schon schwer geschädigten Bazillen schließlich ganz vernichten. Durch die Vidalsche Reaktion konnten wir diese auch indirekt nachweisen. Es sind die spezifischen und unspezifischen Abwehrkräfte, die von anderen Autoren als Opsonine und Alexine schon nachgewiesen wurden. Wir selbst konnten während des Ostfeldzugs im Felde zeigen, daß der Agglutinationstiter gegen Typhus, der normalerweise bei Gesunden nur 1 : 100 beträgt, nach einem Überwärmungsbad auf 1 : 400, ja in einzelnen Fällen auf 1 : 800 stieg.

Von den vielen von uns durchgeführten Laboruntersuchungen seien nur noch die über die Hämatoporphyrinurie erwähnt. Viele meiner wissenschaftlichen Gegner glaubten nicht, daß das Überwärmungsbad überhaupt ein wesentlicher Eingriff im Sinne eines Stresses darstelle. Sie wollten damit darauf hinweisen, daß es doch unmöglich sei, schwere Krankheiten mit heißem Wasser zu heilen. Wir konnten nun aber zeigen, daß das Hämatoporphyrin, das als sehr feiner Indikator für einen Streß gilt, nicht nur bei künstlichem Fieber, sondern auch, obwohl in geringerer Menge, bei einem Überwärmungsbad je nach Höhe der Körpertemperatur ausgeschieden wird. Weitere Untersuchungsergebnisse über das Blutbild, das Verhalten der Blutkörperchensenkungsgeschwindigkeit, über den Blutdruck, den Puls, den Blutchemismus und die Antikörperbildung können in meinem Buche „Überwärmung als Heilmittel" (Hippokrates-Verlag, Stuttgart) nachgelesen werden.

a) Vergleich der Technik der Fiebertherapie mit der Überwärmung

Die letzte Entscheidung über die Frage, ob die weniger gefahrvolle Überwärmungsbehandlung an die Stelle der Fiebertherapie treten kann, wird erst durch die kritische Gegenüberstellung der Technik, der Dosierung usw. der beiden Verfahren gegeben werden können. Dementsprechend soll zunächst kurz auf die einzelnen Verfahren des künstlichen Fiebers eingegangen und dann die Hyperthermieverfahren beschrieben werden.

Mit folgenden Methoden ist bisher bei der Fiebertherapie gearbeitet worden:

1. mit lebenden Infektionserregern (Malaria, Recurrens usw.)
2. mit abgetöteten Bakterien und Bakterienprodukten (Pyrifer, Tuberkulin, Typhusvakzine, Gonokokkenvakzine usw.)
3. mit chemischen Substanzen (Milch, Aolan, Hypertherman, Schwefel, Terpentin u. a. m.).

Durch Infektionsfieber werden die größten Erfolge besonders bei spätluetischen Erkrankungen erzielt, während die chemischen Mittel mehr dort verwandt werden, wo keine hohen Temperaturen notwendig sind, z. B. beim Rheumatismus.

Die Technik ist bei allen diesen Methoden relativ einfach, die Dosierung, d. h. das Erzielen einer bestimmten Fieberhöhe aber dafür um so schwerer. Auch das Beseitigen plötzlich auftretender Zwischenfälle kann nicht schnell genug erfolgen, da das fiebererzeugende Mittel nicht schnell genug vernichtet und nur langsam ausgeschieden werden kann. Trotzdem wird noch immer die nicht ungefährliche Malariatherapie dem Überwärmungsbad vorgezogen, da wir dabei nur eine einzige Injektion vorzunehmen haben, dann aber das weitere Schicksal des Patienten nicht mehr in unserer Hand haben. Man hat deshalb anstelle der Malaria Pyrifer benutzt. Pyrifer ist aus Milch gewonnener, apathogen gemachter Colistamm. Er wird in verschiedener Stärke von 50—5 000 Einheiten, d. h. 50 Millionen bis 5 Milliarden Keimen in 1 ccm intravenös injiziert. Im ganzen werden mit 12 Injektionen nur Körpertemperaturen von 38,5—39° C erzielt, selten bis 40° C im Gegensatz zur Malaria, bei der wir bis 41° und 42° C erreichen. Dafür aber beträgt die Sterblichkeit bei Malaria 33 %, bei Pyrifer nur 5 %, allerdings wissen wir im voraus nicht, wie lange und wie hoch die Körpertemperatur bestehen bleibt. Auch können wir bei einem Zwischenfall nicht schnell genug die schädigenden Keime aus dem Körper entfernen. Trotz der verschiedenen Stärken von Pyrifer kann die zu erzielende Körpertemperatur im voraus nicht bestimmt werden. Die individuelle Komponente der verschiedenen Reaktionsfähigkeit des Organismus kann bei der Pyrifer-Injektion nicht gesteuert werden, so daß wir nach der Injektion den Ablauf der Reaktion und damit die Höhe der Körpertemperatur nicht mehr beeinflussen können. Wohl aber kann ich beim Überwärmungsbad diese Reaktion durch Ab- und Zugabe von kaltem und heißem Wasser auch nach Beginn der Körpertemperatursteigerung noch beeinflussen und damit die individuelle Reaktionsfähigkeit des Organismus berücksichtigen, also wirklich individuell dosieren.

Nach den seitherigen Ausführungen kommen wir zwangsläufig zu dem Ergebnis, daß wir in der Überwärmungsbehandlung das Gesuchte zu sehen haben. Dazu kommt vor allem der Vorteil, daß wir keine Fremdstoffe in den Körper bringen und nur mit dem Auftreten körpereigener histaminähnlicher Stoffe (H-Substanzen, Acetylcholin usw.) zu rechnen haben. Wohl am augenfälligsten tritt dieser Vorteil bei den akuten schweren Infektionskrankheiten in Erscheinung. Gerade die so erfolgreich mit Überwärmungsbädern bekämpfte Malaria tertiana zeigt uns, von welch großer Bedeutung es ist, den Zeitpunkt und den Grad der notwendigen Körpertemperaturhöhe im voraus genau festlegen zu können.

Der Vorteil, den das Überwärmungsbad, insbesondere auch gegenüber den anderen Überwärmungsmethoden hat, liegt in seiner kollapsverhütenden Wirkung, was gerade für die gefährlichen, meist im Kreislaufkollaps endenden schweren Infektionskrankheiten von großer Bedeutung ist.

Die Technik der Hyperthermiebehandlung bedarf allerdings etwas mehr Wartung von seiten des Badewärters und höhere Anforderungen an die Beobachtungsgabe des Arztes als die Fiebertherapie. Aber dafür können wir auch Körpertemperaturen erzielen, die bei Fieber niemals vorkommen können. Allerdings muß immer wieder betont werden, daß ein **Überwärmungsbad nicht einem gewöhnlichen medizinischen Bad, sondern eher einer Operation gleichgesetzt, genauestens überwacht und dementsprechend gewertet werden muß.**

Es gibt verschiedene Methoden zur Erzeugung der Überwärmung. Nicht bewährt haben sich bis jetzt elektrische Heizapparate, Infrarotstrahler, Sonnenbäder (Verbrennungen!). Sie haben ihre Weiterverbreitung verhindert. Der in Amerika angewandte „Kettering Hypertherm" besteht aus einer hermetisch abschließenden Kammer, in die von Zeit zu Zeit feuchtheiße Luft geschleust wird. Es werden damit Körpertemperaturen von 41,1–41,7° C erzielt. Die Patienten bleiben 5–10 Stunden bei diesen Körpertemperaturen. Allerdings müssen ab und zu Schlafmittel oder Codein gegeben werden. Es ist eine komplizierte Apparatur, die nur von Fachkräften bedient werden kann. Der Vorteil des Überwärmungsbades besteht eben in der freien Beweglichkeit des Kopfes, außerhalb der Einwirkung der Wärme. — Einen ähnlichen Apparat hat die Firma Siemens in Deutschland hergestellt.

Viele benutzen auch die Kurzwellen als Überwärmungsspender. Die Patienten werden in einige Wolldecken eingehüllt. Das Unangenehme dabei ist die Schweißbildung unter den Decken, die unter den Elektroden zu Verbrennungen führen kann. Durch die Einengung in die Wolldecken klagen die Patienten über Angstgefühl. Manche Firmen haben durch Kombinationen neue Apparate geschaffen, die allerdings keine wesentlichen Vorteile bieten. Das einfachste ist und bleibt das Überwärmungsbad.

Nun zur Technik des Überwärmungsbades. Wir benötigen nur eine einfache Badewanne. Man beginnt mit einem indifferenten Wasserbad von 35–36° C ohne Zutaten und läßt dann langsam heißes Wasser zulaufen. Dabei steigt zwangsläufig die Körpertemperatur. Vorher fragt man den

Patienten, ob er gut schwitzen kann. Ist das nicht der Fall, so gebe man ihm 8 Tage vorher täglich Ferrum phosphoricum D6, 3mal eine Tabl. auf leeren Magen. Während des Bades wird die Körpertemperatur im Mund unter der Zunge und die Pulszahl gemessen. Bei unangenehmen Sensationen wird mit kaltem Wasser über und unter dem Badewasser abgekühlt. Bei einer Körpertemperatur von 37—37,5° C, fängt der Patient an zu schwitzen. Durch weiteres langsames Hinzufügen von heißem Wasser steigt die Körpertemperatur. Genaues Beobachten des Patienten ist notwendig. Bei Auftreten von Beschwerden: Abkühlen. Auf diese Weise kann eine hohe Pulszahl sofort um 10—20 Schläge in der Minute gesenkt werden. Die Körpertemperatur folgt erst nach 5 Minuten nach. Bei Körpertemperaturen über 42° C und Pulssteigerungen über 140 Schläge oder Unregelmäßigkeit im Pulsschlag ist größte Vorsicht geboten. Evtl. muß das Bad abgebrochen werden. Hat man die von uns für jede Erkrankung festgelegte und zu erzielende Körpertemperatur erreicht, wird der Patient horizontal aus der Badewanne gebracht. Er sollte sich wegen evtl. eintretender Gehirnanämie nur kurz in senkrechter Lage befinden.

Folgende **Anweisung für das Badepersonal** hing in den Räumen meiner Klinik, in denen Überwärmungsbäder abgegeben wurden:

1. Vorbereitung des Patienten

a) Vorangegangene starke seelische Erregungen des Patienten oder Unlust zum Baden müssen dem Arzt gemeldet werden. Er hat zu entscheiden, ob der Patient an dem betreffenden Tage trotzdem baden soll oder nicht.

b) Am Morgen vor dem Bade nüchtern bleiben. Die letzte Flüssigkeit 1—2 Stunden vor dem Bade einnehmen.

c) Direkt vor dem Bade Urin lassen.

2. Vorbereitungen für das Bad selbst

a) Körper- und Wasserthermometer müssen übereinstimmen.

b) Badewassertemperatur entspricht der Körper- oder Hauttemperatur des Badenden.

c) Folgende Gegenstände bereitstellen:
Kurvenblätter mit Buntstiften für Wasser-, Körpertemperatur und Pulszahleneintragungen
Uhr mit Sekundenzeiger oder Pulsuhr
Hautbürste
Angewärmten Tee oder physiologische Kochsalzlösung
Eimer, gefüllt mit kaltem Wasser
Bei dem Versuch, hohe und höchste Körpertemperaturen zu erzielen:
Arzneimittel (Sympatol, Mixtura bromata, Baldriantinktur, Coffein pro

Inj.). Von amerikanischer Seite werden bei länger dauernden Sitzungen, bei Ruhelosigkeit, alle 2—3 Stunden Codein oder Pantopon, Dilaudid oder Morphium, aber keine Barbitursäurepräparate verabreicht.

3. Technik des Bades:

a) Der Patient darf, wenn er dazu fähig ist, allein in das Bad ein-, aber nicht alleine aussteigen.

b) Werden die Ohrmuscheln unter Wasser genommen (nicht notwendig!), Patient auffordern, zu Beginn Wasser in beide Ohren laufen zu lassen.

c) Solange der Patient im Bade liegt und Wasserdampf im Baderaum in steigendem Maße entsteht, muß das Fenster geöffnet werden. „Nebelschwadenatmosphäre" soll vermieden werden. Eine Erkältung des Patienten tritt auch bei offenem Fenster, solange der Patient im Bad liegt, nicht ein.

d) Badedauer und zu erzielende Körpertemperatur bestimmt der Arzt, der bei Körpertemperaturerhöhungen über 40—42° C ständig zugegen sein muß.

e) Bei Durstgefühl reichlich trinken lassen. Temperatur der Flüssigkeit gleich oder höher als die Körpertemperatur.

f) Nach dem ersten Schweißausbruch alle 10—20 Minuten den Körper abbürsten oder mit den Händen unter Wasser massieren.

g) Alle 10 Minuten Pulszahl, Körper- und Wassertemperatur notieren, evtl. alle ½ Stunde auch die Blutdruckwerte messen. Heißes Wasser fließt ständig zu, bis die zu erzielende Körpertemperatur erreicht ist.

h) Bei unangenehmen Empfindungen des Patienten, Überrieseln der Arme und Beine mit kaltem Wasser oder Hochlegen der Beine auf den Badewannenrand. Ständig Kühlkappe aus mit kaltem Wasser angefeuchtetem Mull auf den Kopf des Patienten legen.

i) Durch Zulaufenlassen von heißem Wasser **langsam** mit der Wassertemperatur steigern, bis gewünschte Körpertemperatur erreicht ist. Der Kranke muß gut beobachtet werden. Bei gefahrdrohenden Veränderungen sofort den Arzt holen. Bedenke, daß das Bad einer Operation gleichzusetzen ist.

k) Bei schlechtem Puls und auftretendem Kollaps sofort das heiße Wasser ablassen, den Kranken mit kaltem Wasser aus dem bereitstehenden Eimer übergießen und anschließend die freiliegenden Körperteile mit kaltem Wasser aus der Wasserleitung bespritzen, bis der Puls wieder fühlbar und regelmäßig ist.

l) Nach Beendigung des Bades den Patienten möglichst in horizontale Lage aus dem Bad bringen (er sollte sich nur kurz in senkrechter Lage befinden!), in 3—4 Decken einwickeln und dann zum Nachschwitzen und Halten der Körpertemperatur in den Ruheraum oder das vorgewärmte Bett bringen. Weiterhin beobachten und messen.

m) Nach Abschluß der Packung kurze kalte Abwaschung.

b) Indikationen für das Überwärmungsbad

Lassen Sie mich nun auf die Indikationen des Überwärmungsbades übergehen. Auf meinen Vorschlag hin werden in diesem Sinne die Erkrankungen in 3 Gruppen eingeteilt:

Bei der 1. Gruppe versucht man, durch sehr hohe Körpertemperaturen neben der Steigerung der Abwehrkräfte auch noch die Erreger abzutöten. Hierzu benötigen wir Körpertemperaturen von über 40^0 C. Folgende Erkrankungen gehören hierzu: Paralyse, Tabes, Gonorrhoe, Meningitis, Malaria tertiana und bestimmte Arten des Karzinoms, die aber in einem Sonderabschnitt besprochen werden.

Zur 2. Gruppe gehören jene Erkrankungen, bei denen wir nur das Optimum der Abwehrkräftesteigerung, d. h. $38,5—39^0$ C erreichen wollen. Hierzu gehören vor allem die Infektionskrankheiten, entzündliche Nervenerkrankungen, Hauterkrankungen, schlecht heilende Wunden u. a. m.

Zur 3. Gruppe gehört das große Heer der rheumatischen Erkrankungen, wie chronischer Gelenkrheumatismus, Bechterewsche Erkrankung, Arthrosis deformans, Hypertonus, Nachbehandlung von Apoplexie (frühestens 6 Wochen nach Eintritt des Schlaganfalls) usw. Für diese Erkrankungen benötigen wir Körpertemperaturerhöhungen auf nur 38 bis höchstens $38,5^\circ$ C.

Im einzelnen sei nun zu den **Indikationen** Stellung genommen:

Syphilis

Nach den Untersuchungen von RICHET und DUBLINEAU, CARPENTER und WARREN stirbt die Syphilisspirochäte in vitro bei einer Temperatur von 41° C ab, wenn die Wärme 30—120 Minuten eingewirkt hat. Nach BESEMANN genügen 2 Stunden bei 40° C. WEICHBRODT und JAHNEL haben ihre syphilitischen Kaninchen auf $40—42^\circ$ C täglich 1—2mal 30 Minuten lang während 3—4 Wochen überwärmt. Dann waren sie geheilt.

Sowohl die Erfahrungen amerikanischer und französischer Autoren als auch unsere eigenen Erfahrungen haben uns gelehrt, daß unsere Erfolge durch eine Kombination von Überwärmungsbehandlung und Chemotherapie noch gesteigert werden können. Mit Überwärmung allein können zwar die Symptome des 1., 2. und 3. Stadiums schnell beseitigt werden, Blut und Liquor aber werden nicht saniert. Das Hauptindikationsgebiet für die Überwärmung bei Syphilis sind deshalb die luetischen Späterkrankungen, Paralyse und Tabes. Seit der epochemachenden Behandlung der Paralyse mit der Malariatherapie durch WAGNER-JAUREGG, ist die Fiebertherapie bei den syphilitischen Späterkrankungen die Methode der Wahl. Sie wird jedoch langsam, von Amerika ausgehend, von der Überwärmungsbehandlung verdrängt.

Eine Zusammenstellung aus mehreren amerikanischen Statistiken ergab bei einem Vergleich mit der Malariatherapie folgendes Resultat:

	Fiebertherapie (Malariabehandlung)	Überwärmung Kurzwellen	Überwärmung Kett. Hyperth.
gute Remission	23—24 %	30 %	60—65 %
ziemlich gute Remission	17—18 % Besserungen	31 %	
mittelmäßige Ergebnisse	18 %		
keine Ergebnisse	18 % Schädigungen	32 %	25—30 %
Todesfälle	23 %	7 %	5—15 %

Tab. 3

Wir sehen daraus besonders die große Zahl der Todesfälle bei der Malaria-therapie, im Gegensatz zu den Überwärmungsbehandlungen. In Deutschland hat WALINSKI mit folgendem Erfolg Paralytiker ohne Todesfälle mit dem Überwärmungsbad behandelt: Von 18 Paralytikern sind 5 berufsfähig, 6 mäßig gebessert worden und 7 sind unbeeinflußt geblieben. Wir selbst haben in gemeinsamer Beobachtung mit dem Neurologen KOLLE 12 Kranke mit Paralyse und Taboparalyse behandelt. Von ihnen sind 9 berufsfähig gebessert, d. h. geheilt, Liquor saniert, und 3 leicht gebessert worden (zu leichter Arbeit fähig, ohne völlige Sanierung des Liquors). Die Patienten von WALINSKI und unsere wurden nur mit Überwärmung behandelt. Nach BOE-TERS reagieren die Pykniker (entsprechend dem B-Typ meiner Reaktions-typenlehre) mit ihrem besser und schneller reagierenden Abwehrapparat günstiger als die Astheniker (unser A-Typ).

Im Hinblick auf unsere Beobachtungen an Taboparalytikern sei noch auf die Behandlung der mit Paralyse vergesellschafteten oder allein vorkommen-den Tabes hingewiesen. So gut wie die Paralyse reagiert die Tabes nicht. Hier sind es vor allem die mit gastrischen Krisen einhergehenden Tabiker, die für eine Überwärmungsbehandlung in Frage kommen. Ich konnte 3 unter falscher Diagnose für eine Magenulkus-Operation vorgesehenen Tabiker günstig durch Überwärmungsbäder beeinflussen und beschwerdefrei machen. SIMPSON hat mit Überwärmung allein 10 Kranke mit gastrischen Krisen und Ataxien erfolgreich behandelt, nachdem sie sich vergebens einer Chemotherapie und 3 davon auch einer Malariatherapie unterzogen gehabt hatten. Durch die Überwärmungsbehandlung ist die Ataxie bei 8 Fällen wesentlich gebessert worden. Ebenso sind die Erfolge von MEHRTENS und POUPIRT. WALINSK hat von 106 Tabikern 30 berufsfähig gebessert, 55 mäßig gebessert, 18 sind unbeeinflußt geblieben und 30 verschlechtert worden.

Zusammenfassend sei über die Behandlung der Syphilis mit Überwärmung folgendes gesagt:
1. Primäre, sekundäre und tertiäre Syphilis sollten mit chemischen Mitteln behandelt werden.

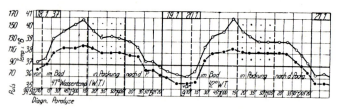

Abb. 17—23: P a r a l y s e

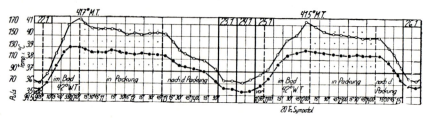

Abb. 18

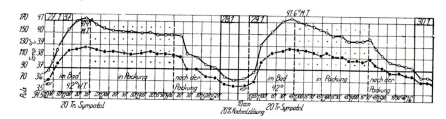

Abb. 19

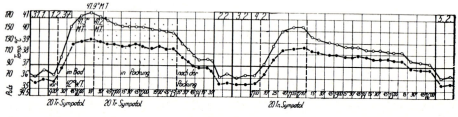

Abb. 20

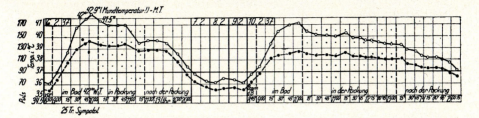

Abb. 21

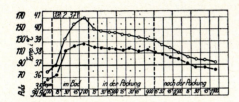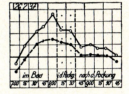

○——○ Körpertemperatur
●——● Puls

Abb. 22

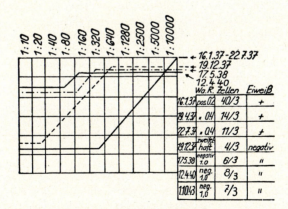

Goldsolreaktion

Abb. 23: bringt die Liquorbefunde. Heute ist Patient frei von krankhaften paralytischen Erscheinungen. Seit 32 Jahren ist er wieder arbeitsfähig. Beginn der Behandlung Januar 1937, das heißt, ³/₄ Jahr nach Ausbruch der Erkrankung.

71

2. Für die Spätsyphilis des Nervensystems ringen die Malariatherapie und die Überwärmungsbehandlung um die Vorherrschaft. Wegen der größeren Sterblichkeit bei der Malariatherapie wird man heute mehr zur Überwärmungsbehandlung neigen, die die gleichen Erfolge hat.
3. Bei juveniler Paralyse sind keine Erfolge erzielt worden.

Gonorrhoe

Die Erfolge der Gonorrhoe-Behandlung mit Überwärmung beruhen auf der geringen Wärmeresistenz des Trippererregers. FINGER, GLON und SCHLAGENHAUFEN haben schon 1894 bemerkt, daß bis 39—40° C fiebernde Kranke im Gegensatz zu den Fieberlosen eine Gonorrhoe nicht erwerben. Im gleichen Sinne stecken hochfiebernde Gonorrhoiker nicht an. Dementsprechend beobachteten NEISSER und SCHOLTZ, daß es sehr schwer fällt, Kulturen von Trippererregern anzulegen, die von fiebernden Patienten entnommen sind.

Die weiteren Untersuchungen haben ergeben, daß

1. der Trippererreger zwar wärmeempfindlich ist und bei 41,5° C absterben kann, daß aber
2. die einzelnen Gonokokkenstämme sehr verschieden thermolabil sind und daß
3. zur Vernichtung der Erreger stets noch die bei der Überwärmung erhöhten spezifischen und unspezifischen Abwehrkräfte (Optimum zwischen 39—40° C) mitwirken.

DESJARDIN, STUHLER und POPP haben schon 1935 eine Menge von akuten Gonorrhoe-Fällen mitgeteilt, die durch eine fieberhafte Erkrankung geheilt worden sind. KRUSEN und ELKINS berichteten 1945 von 1 000 mit Überwärmung in den letzten 5 Jahren behandelten Fällen. Er gab jeden 3. Tag Körpertemperaturen von 41—41,6° C, 6 Stunden lang, insgesamt 3—10mal; später hatte er sogar durch *eine* Überwärmung von 41—42° C, aber 10 Stunden lang gegeben, 94 % Erfolge. Andere amerikanische Autoren kamen zu gleichen Erfolgen. In Deutschland haben schon 1915 WEISS, 1916 SCHOLTZ und 1917 DUNCKE mit Überwärmungsbädern gearbeitet und die Gonorrhoe mit Körpertemperaturen bis 42,6° C bei allgemeiner Hyperthermie bzw. mit Badewassertemperaturen von 48° C im Teilbeckenbad geheilt. Die Domäne der Überwärmungsbehandlung ist jedoch nicht die akute Gonorrhoe, sondern die ihrer Komplikationen bei denen die Chemotherapie manchmal versagt. Besonders sind es die so schmerzhaften spezifischen Gelenkerkrankungen, die Hoden-, Nebenhoden- und Prostataerkrankungen und die spezifischen Adnexerkrankungen der Frau. Die Erfolge der Überwärmungsbehandlung bei gonorrhoischen Gelenkerkrankungen sind ausgezeichnet, so daß WALINSKI bei 11 Patienten 100 %igen Erfolg hatte. Ähnliche Ergebnisse hatten auch wir. Bei einem Überblick über die rumänische und französische Literatur erkennen wir, daß von 55 Fällen 41mal vollkommene Heilung und 5mal wesentliche Besserungen erzielt worden sind. Bisher sind bei der Behandlung der Gelenkerkrankungen weder Versteifungen noch Atrophie beobachtet worden. Meist genügten einige Behandlungen mit Körpertemperaturen über 40,5° C. RICHET hat die Ergebnisse sämtlicher amerikanischer Statistiken vereinigt und bei 149 akuten gonorrhoischen Gelenkerkrankungen 106 Heilungen und 43 Besserungen, bei 55 chronischen Gelenkerkrankungen 16 Heilungen, 37 Besserungen und 2 Rückfälle gefunden. ANDERSON, TRAUTMANN und ARNOLD berichten über gute Erfolge bei gonorrhoischen Nebenhodenerkrankungen und Prostatitis. Nebenbei sei hier nur erwähnt, daß auch die unspezifische Prostatitis ein sehr dankbares Gebiet ist. Auch die Salpingitis und die Pelveoperitonitis müssen erwähnt werden. Wir erreichen dieselben Erfolge wie beim Moorbad in den Kurorten, wo es ja auch nach 30 Minuten zu einer Erhöhung der Körpertemperatur kommt.

Zusammenfassend können wir über die Überwärmungsbehandlung der Gonorrhoe folgendes sagen:

1. Die Chemotherapie der akuten Gonorrhoe wird zu schnellerem und eher 100 %igem Erfolg führen, wenn sie mit der Überwärmungsbehandlung kombiniert wird, denn amerikanische und französische Autoren berichten über mehr als 90 %ige Erfolge bei alleiniger Überwärmung.

2. Das Hauptanwendungsgebiet der Überwärmung bei der Gonorrhoe ist das Gebiet der gonorrhoischen Komplikationen, vor allem der Erkrankungen der Gelenke, des Beckens (Bindegewebe, Bauchfell, Gebärmutterhals, Scheide, Eileiter, Vorsteherdrüse, Samenblasen), der Nebenhoden und der Konjunktiven.

Bei der Behandlung der Gonorrhoe versuchen wir, ebenso wie bei der Syphilis hohe Körpertemperaturen von mindestens 41° C und mehr zu erreichen. Im Gegensatz zu anderen Autoren ziehen wir bei der Kombinationsbehandlung aufgrund unserer Erfahrungen im Ostfeldzug täglich abzugebende Bäder von nur 1—2 Stunden Dauer mit nachfolgender Packung den langdauernden, nur 1—2mal wöchentlich abzugebenden Bädern vor. Dadurch benötigen wir bei den hohen Körpertemperaturen keinerlei Betäubungsmittel, erhalten durch unsere kalten Übergießungen, besonders der kalten Ganzwaschung am Ende der Packung, die Patienten frisch und haben keine Todesfälle. Unsere Kranken, die morgens 41—42° C Körpertemperatur erzielen, gehen nachmittags wieder spazieren. Unsere Soldaten haben nie ihren Dienst versäumt. Im Felde habe ich die Überwärmungsbehandlung Nichtfiebernder ambulant außerhalb der Dienstzeit vorgenommen. Der Patient ist nach dem Dienst auf die Überwärmungsabteilung gekommen und wurde von 18.00—21.00 Uhr an 3—5 Tagen „ausgekocht" (Soldatensprache!). Es gab allerdings dann jeweils eine schlaflose Nacht, aber der Soldat war froh, daß ich ihn nicht gemeldet hatte. Nachfolgende Provokationen in einer Hautklinik ergaben stets negativen Befund. Auf diese Weise ist der Kranke der Truppe erhalten geblieben, im anderen Falle wäre er bei einer Überweisung in einem Speziallazarett der Truppe 3—4 Wochen ferngeblieben.

Die früher versuchte Abtötung der Gonokokken mit örtlicher Hyperthermie durch Diathermie mußte schon aus theoretischen Gründen zu Mißerfolgen führen, wie es ja auch der Fall war, denn der kühlende Blutstrom am Ort der Überwärmung wirkt sofort temperatursenkend, so daß die erzeugten hohen Körpertemperaturen von 41—42° C überhaupt nicht zu den Gonokokken im umgebenden Gewebe kamen. Erst eine allgemeine Hyperthermie führt hier zum Ziele oder eine örtliche Überwärmung mit unterbundener Blutzirkulation.

Meningitis

Nach den Angaben von KRUSEN und ELKINS sterben die Meningokokken in der Kultur bei 40—42° C ab, einem Bereich, der uns veranlassen muß, die Meningitis auch zu den Indikationen der Überwärmungsbehandlung zu rechnen.

Für eine solche Behandlung eignen sich vor allem die Meningitis cerebrospinalis und syphilitica, ferner die im Laufe von Infektionskrankheiten entstehenden Meningititen, die von einer Nebenhöhlenerkrankung weither geleitete Gehirnerkrankung und — wie besonders amerikanische Autoren betonen — die Meningokokkensepsis (Behandlung 7 Stunden bei 41,5° C). Ungeeignet ist die tuberkulöse Miningitis. Aufgrund der Untersuchungen von Mary MOENCH haben wir bei der epidemischen Meningitis in schweren Fällen Körpertemperaturen von 41—42° C gegeben. Schon nach den beiden ersten Bädern ließen die heftigen Kopfschmerzen nach, die Bewußtseinstrübung, die Nackenstarre und die Hyperästhesie wurden geringer. Die Hirnnervenstörungen gingen langsam zurück. Tiefes Koma ist keine Gegenindikation für die Überwärmungsbehandlung mit kalten Übergießungen. Alle von uns behandelten 6 Schwerkranken wurden geheilt und sind heute wieder in ihrem Berufe tätig.

Die Behandlung der Meningitis mit heißen Bädern ist nicht neu. Schon aus den Jahren 1894—96 liegen Beobachtungen über 15 mit heißen Bädern geheilte Meningitis-Kranke vor. Aber auch die Kinderärzte haben schon immer bei der Miningitis heiße Bäder angewandt.

Malaria tertiana

Wohl der schönste Beweis für die Richtigkeit unserer Anschauungen über die heilende Wirkung zeitlich richtig gegebener hoher Körpertemperaturen ist die Behandlung der Malaria tertiana, die der Natur abgelauscht worden ist. Schon im Vorwort zu meinem Buche „Überwärmung als Heilmittel" habe ich gesagt: „Lehrmeister des Arztes ist die Natur. Sie in ihrem Heilbestreben zu belauschen, von ihr zu lernen und ihr nachzueifern, ist unsere Aufgabe. Zielsicher die Natur zu steuern und mit den neuesten Errungenschaften wissenschaftlicher Forschung zu verbinden, ist ärztliche Kunst." Eine solche der Natur abgelauschte, durch Blutuntersuchungen ständig kontrollierte erfolgreiche Behandlung der Malaria ist in wissenschaftlichen Kreisen noch nicht bekannt. Wenn wir trotz der großen Erfolge der Chemotherapie bei

Malaria tertiana es wagen, eine ebenbürtige physikalische Behandlung gegenüberzustellen, so deshalb, weil wir auch Versager der Chemotherapie erlebt haben, die dann durch die Überwärmungsbehandlung noch geheilt werden konnten. Unser Gedankengang war folgender: Für eine erfolgreiche Behandlung der Infektionskrankheiten sind 2 Faktoren zu berücksichtigen: die Schädigung des Erregers und die Steigerung der spezifischen und unspezifischen Abwehrkräfte, um die in ihrer Lebenskraft erlahmten Erreger noch völlig abzutöten. Die Schädigung der Erreger kann wiederum nun auf zweierlei Art geschehen: auf medikamentöse und auf physikalische Weise. Letztere lehnen sich an den Vorgang an, den die Natur benutzt, um selbst im Kampf mit dem Erreger Sieger zu bleiben. Wir sehen in dem bei Malaria auftretenden Schüttelfrost und der nachfolgenden Körpertemperaturerhöhung den Versuch der Natur, mit hohen Temperaturen die Plasmodien zu bekämpfen. Dabei hat sich bei unseren Studien über die Schädigung der Plasmodien bei Malaria tertiana ergeben, daß die Plasmodien zeitlich in *einem* Stadium der Entwicklung besonders wärmeempfindlich sind, und zwar in jener Zeit, in der auch die Natur versucht, durch hohe Körpertemperaturen gegen die Plasmodien vorzugehen. Es ist jener Augenblick, in dem im Entwicklungsgang der Plasmodien die Morula zerfällt und die Plasmodien jetzt ungeschützt in die freie Blutbahn gelangen. Solange die Plasmodien — so war mein Gedankengang und meine Arbeitshypothese — sich in der schützenden Hülle der roten Blutkörperchen befinden, sind sie schlecht durch hohe Temperaturen und auch für Medikamente (wichtig für die zeitlich richtig zu dosierende Angabe des Medikamentes!) angreifbar. Erst ihr Eintreten in die freie Blutbahn bedeutet für die Natur einen Fremdkörperreiz, um hohe Temperaturen und Schüttelfrost zu erzeugen. Die Unzulänglichkeit bei diesem Naturvorgang liegt jedoch darin, daß zur Erzeugung hoher Körpertemperaturen eine gewisse Zeit benötigt wird. Bis die wirksame Temperaturerhöhung von 41° C und mehr zur Vernichtung der Erreger im Körper entsteht, sind die Plasmodien zum größten Teil wieder in die schützende Hülle der roten Blutkörperchen eingetreten. Aus dieser Theorie haben wir die Folgerung gezogen und versucht, die zur Schädigung der Plasmodien hohe Körpertemperatur früher, d. h. etwa ${}^{1}/_{2}$ bis 1 Stunde vor dem zu erwartenden Schüttelfrost, zu geben, also in dem Augenblick, in dem die Morula zerfällt und die Plasmodien sich ungeschützt in der freien Blutbahn befinden. Wir haben durch genaue Blutuntersuchungen alle 4 Stunden beobachtet, wann der Augenblick des Morulazerfalls eintritt, und haben dann mit dem Überwärmungsbad und im richtigen Augenblick die gewünschte, bei Malaria leicht zu erreichende Körpertemperaturerhöhung von 41° C und mehr erzielt.

Diese jetzt wissenschaftlich fundierte Methode der Malaria-Behandlung wurde mir von einem deutschen Arzt, der 40 Jahre im afrikanischen Busch lebte, bestätigt. Er sagte in der Diskussion zu meinem Vortrag in Bad Wörishofen: „Wenn wir einen Patienten mit Schwarzwasserfieber hatten und kein Chinin mehr geben durften, dann setzten wir den Patienten kurz vor dem zu erwartenden Schüttelfrost in ein heißes Bad und hatten damit Erfolg."

Bisher sind 49 Patienten mit hartnäckiger Malaria-tertiana-Rezidiv behandelt worden. Sie hatten alle — in einem Falle bis zu 16 — erfolglose Kuren mit Atebrin-Plasmochin in Speziallazaretten durchgemacht. Die therapeutisch so günstige Wirkung des Überwärmungsbades wurde klinisch am Ausbleiben der Fieberanfälle, der Besserung des Allgemeinbefindens, im Blutpräparat am Verschwinden der asexuellen Formen der Parasiten und der Beseitigung der Anämie erkannt. Selten wurde nach dem 1. Bad mehr als ein Fieberanfall beobachtet. Von den 49 erfolglos mit Chemotherapie behandelten Patienten wurden 40 durch die Überwärmungsbehandlung noch plasmodienfrei und wieder voll arbeitsfähig (siehe Abb. 24).

Fleckfieber

Während die bisher geschilderten Erkrankungen der 1. Gruppe unserer Einteilung mit Behandlungstemperaturen über 40° C angegangen werden mußten, um die Krankheitserreger abtöten zu können, bedurften wir für die Krankheiten der 2. jetzt zu schildernden Gruppe nur Körpertemperaturen von 38,5—39,5° C zur Steigerung der spezifischen und unspezifischen Abwehrkräfte. Dieses Optimum wurde durch klinische Beobachtungen erhärtet. Als Indikationen für diese Temperaturbereiche kommen in erster Linie jene Infektionskrankheiten in Frage, bei denen die Vernichtungstemperaturen der Erreger so hoch sind, daß sie nicht ausgehalten werden. Da ich im Felde Gelegenheit hatte, über 2 000 Fleckfieberkranke zu betreuen, beginne ich mit dieser in so vielen Fällen zum Tode führenden Erkrankung. Schon die Ähnlichkeit des klinischen Bildes in der 2. Krankheitswoche mit paralytischen Zuständen zwang uns, im Hinblick auf die günstige Erfahrung mit der Überwärmungsbehandlung bei Paralyse, auch beim Fleckfieber die Wassermannsche Reaktion anzustellen. Bei Blut- und Liquoruntersuchungen ergab sich in 30 % der Krankheitsfälle eine positive Wassermannsche Reaktion und in 30 % war die Flockungsreaktion im Blut negativ. Da uns nicht genügend Impfstoff zur Verfügung stand und alle andere Therapie versagt hatte, wurde mir von seiten der Heeressanitätsinspektion gestattet, die Fleckfieberkranken mit Überwärmungsbädern zu behandeln. Die Patienten wurden uns schon mit hohen Temperaturen von 41—42° C eingeliefert. Viele meiner wissenschaftlichen Gegner erklärten damals, man dürfe einem so hoch Fiebernden nicht noch eine weitere Steigerung der Körpertemperatur zumuten. Unter Berücksichtigung aber der Tatsache, daß ja gerade das aufsteigende Überwärmungsbad mit seinen kalten Übergießungen und nachfolgenden Waschungen herzentlastend und das Bad selbst kollapsverhütend wirkt, haben wir sofort nach der Einweisung des Patienten mit der **täglichen** Abgabe der Überwärmungsbäder mit 40°C und mehr begonnen. Die Erfolge haben unsere Erwartungen übertroffen. Immer

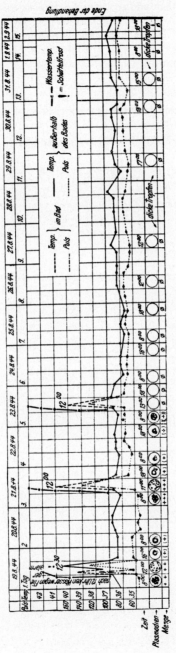

Abb. 24: Malaria tertiana

77

wieder haben die Kranken erklärt, „der eingetrocknete Schleim löst sich, die Brust wird freier, man kann leichter atmen, wieder besser schlucken und etwas zu sich nehmen." Die nachfolgende Formulierung eines Feldwebels hat die Zustimmung seiner Kameraden gefunden. „Das Bad ist wie eine Stunde Rast auf einem langen anstrengenden Marsch."

Betrachten wir die Ergebnisse der Behandlung:

Sterblichkeit vor Einführung der Überwärmungstherapie vom 9. 11. 41— 4. 1. 42 bei 117 Kranken 23,4 %.

Sterblichkeit nach Einführung des Überwärmungsbades vom 4. 1. 42—1. 3. 42 bei 104 Kranken 0 % (!).

Gesamtsterblichkeit bei 221 Kranken vom 9. 11. 41—4. 1. 42: 13,8 %.

Bei einem Vergleich mit einem Nachbarlazarett ergab sich inbez. auf die Sterblichkeit folgendes:

Monate	Gesamtzahl der Behandlungen		Todesfälle in %		Bemerkungen
	SPAETH*)	LAMPERT	SPAETH	LAMPERT	
Nov.—Dez. 1941	139	117	21,6	25,4	**vor** Einf. d. Überw.bad.
Jan.—Feb. 1942	485	104	13,3	0	**nach** Einf. d.
März—April 1942	417	94	14,4	11	Überw.bad.

Tab. 4

In einer 2. Epidemie 1942/43 wurde die von der Heeressanitätsinspektion befohlene „vergleichende Therapie" durchgeführt. Ergebnisse:

Monat	Gesamtzahl der Behandelten	verstorben	
		im akuten Stadium	an Komplikationen nach Abkl. des Fleckfiebers
Nov. 1942 bis April 1943 bei SPAETH	228	25	8
Nov. 1942 bis April 1943 bei LAMPERT	231	4	8

Tab. 5

*) Dr. SPAETH war der Chefarzt des Nachbarlazarettes.

Den günstigen Einfluß des Überwärmungsbades auf diese schwere Erkrankung erkennt man besonders deutlich in der Spalte „im akuten Stadium gestorben". Hier stehen sich die Zahlen 25 und 4 gegenüber, ein Beweis für den günstigen Einfluß des Überwärmungsbades auf den drohenden Kollaps. Das Bad während der 2. Woche der Fleckfiebererkrankung, in der der systolische Blutdruck auf 60 oder gar 40 mm Hg absinkt, ohne daß es hier zum Kreislaufkollaps kommt, hat hier die spezielle Aufgabe, den Kollaps zu verhüten. Die Druckwirkung des Wassers auf die Hautgefäße verhindert das anfängliche Versacken in die Kapillargebiete und zwingt den Kreislauf, die Blutdepots völlig zu entleeren. Blutdruckerhöhung und bessere Zirkulation gehören neben der Erhöhung der Abwehrkräfte zur günstigen Wirkung des Überwärmungsbades.

Zusammenfassend stellen wir hinsichtlich der Überwärmungsbehandlung des Fleckfiebers fest:

Wir erzielen eine geringere Sterblichkeit. Die Patienten werden ruhiger, sind weniger bewußtlos, haben früher wieder Appetit, kommen auf diese Weise weniger von Kräften und liegen sich nicht durch.

P n e u m o n i e

Auch bei der doppelseitigen Lappenlungenentzündung zeigt sich der günstige Effekt einer Überwärmungsbehandlung, wie die folgende Krankengeschichte zeigt:

Ein Feldwebel wird am 5. Krankheitstage nach Beginn der Erkrankung in einem elenden Zustande mit dem perkutorisch und auskultatorisch festzustellenden Befund einer doppelseitigen Lappenlungenentzündung — aber ohne Temperaturerhöhung — eingeliefert. Er hatte 4 Tage lang Eubasin (Penicillin gab es damals noch nicht) in höchsten Dosen (7 Tabl. tägl.) erhalten. Die Pulsbeschleunigung betrug 100 pro Minute. Der Puls war klein und weich. Der Patient fröstelte. Auf der Stirn stand ihm kalter Schweiß. Ohne vorherige Strophanthinspritze wurde der Patient sofort nach seiner Einlieferung in ein Überwärmungsbad gebracht. Bei einer Körpertemperaturerhöhung auf 38,8° C erklärte der Patient spontan, er habe sich in den letzten 5 Tagen nie so wohl gefühlt wie jetzt, und bat, als er herausgenommen werden sollte, noch einige Zeit im Bad verweilen zu dürfen. Auch weiterhin wurden keine Medikamente gegeben. Am 9. Tage löste sich die Pneumonie. Der Puls war im Bad nicht schlechter geworden, denn es handelte sich ja um ein aufsteigendes und nicht um ein direkt heißes Bad. 9 Tage nach der Entfieberung konnte der Patient k. v. entlassen werden.

Zusammenfassend möchte ich zur Lappenlungenentzündung sagen: Es gibt Krankheitsfälle, die auf eine Überwärmungsbehandlung überaus günstig reagieren. Nachdem DOMAGK als Voraussetzung für die Wirkung der Sulfonamide verlangte, daß nicht nur am Infektionsherd eine genügend hohe Konzentration des Medikamentes vorhanden sein soll, sondern vor allem auch hinreichend genug Abwehrkräfte durch den Organismus aufgebracht werden, um die durch die Erreger gesetzten Schädigungen auszuheilen, empfehlen wir das Überwärmungsbad, das dazu noch kollapsverhütend wirkt.

Besonders günstig reagieren auch die exanthematischen Infektionskrankheiten, bei denen durch das Bad sich der Ausschlag als günstiges Moment noch steigert.

Kinderlähmung

Auch im **akuten** Zustand der Kinderlähmung haben wir Erfolge erzielt. Mehr Erfahrung haben wir allerdings in der Behandlung **langfristiger** (10—20—40 Jahre) Folgezustände nach Kinderlähmung. Der dänische Histologe EINARSON in Aarhus betonte immer wieder, daß Schädigungen von Nervenzellen, wie sie bei Kinderlähmung, Schlaganfällen und anderen neurologischen Erkrankungen vorkommen, zwar zu einem vorübergehenden Funktionsausfall führen können, doch sind dabei nicht immer alle Nervenzellen abgetötet; z. T. sind sie nur schwer geschädigt, aber leben noch. Vermehrte Blutfülle in der Umgebung der erkrankten Zellen können diese geschädigten Zellen wieder zur Ausheilung bringen, so daß auch nach Jahren noch eine völlige Heilung erfolgen kann. Das Überwärmungsbad hat die Eigenschaft, eine hochgradige Hyperämie im Rückenmark und Gehirn zu erzielen. Nachfolgende Statistik zeigt unsere Erfolge:

Dauer der Lähmung	Behandlungserfolg					
	ausgezeichnet ohne Restlähmung	sehr gut	gut	gebessert	ohne Erfolg	Gesamtzahl
0—2 Jahre	19	234	529	169	56	1006
2—10 Jahre	5	194	717	332	110	1358
10—20 Jahre	2	66	316	110	44	544
20—30 Jahre	0	41	142	40	25	248
30 Jahre und mehr	11	52	156	60	14	293
Gesamtzahl	37	587	1 860	711	249	3 444

Tab. 6: *Über 3 440 Folgezustände nach Kinderlähmung, jeweils 3 Monate mit Überwärmungsbäder behandelt in der Weserberglandklinik in der Zeit vom 1. 5. 51 bis 31. 3. 66. Die Patienten wurden vor und nach der Behandlung 3fach elektrodiagnostisch untersucht.*

Aus dieser Statistik erkennen wir deutlich, daß wir etwa 90 % der gelähmten Patienten, die nach dem Ergebnis der ersten elektrodiagnostischen Untersuchung noch eine Chance hatten, gut auf Überwärmung zu reagieren, sich noch besserten. Zum Teil wurden sie wieder voll arbeitsfähig. Wie oft habe ich beim Abschied der Patienten erlebt, daß sie — Freudentränen in den Augen — erklärten: „Sehen Sie, Herr Professor, 20 Jahre lang konnte ich meinen Arm nicht heben, und jetzt geht es ohne weiteres."

Natürlich hatten auch meine wissenschaftlichen Gegner wieder etwas einzuwenden. Sie wollten meine Erfolge trotz Gegenüberstellung mit den Patienten nicht glauben. Obwohl ich sie auf die Kurven der elektrodiagnostischen Untersuchungen aufmerksam machte, kamen sie immer wieder mit dem nichtssagenden Hinweis, ich hätte doch nur hysterische Lähmungen behandelt. Allerdings blieb ich eine Antwort nicht schuldig und sagte nur: „Warum haben Sie dann nicht die Hysterie behandelt?"

Da ich immer wieder während einer Kinderlähmungsepidemie dafür eingetreten bin, beim geringsten Unwohlsein ein heißes Bad zu nehmen, haben dieselben Gegner erklärt: „Dann könnte ja aber auch einmal ein Patient ohne eine Kinderlähmung gebadet werden?" Nun, ist es so schlimm, wenn man mal 8 Tage täglich ein Überwärmungsbad bis 39° C Körpertemperatur nimmt, sich dadurch aber nicht der Gefahr schlimmer Lähmungen aussetzt?

Multiple Sklerose

Während die Kinderlähmung einschließlich ihrer Folgezustände ein sehr dankbares Gebiet für eine Überwärmungsbehandlung ist, ist man bei der Multiplen Sklerose nicht immer erfolgreich.

Bei der Behandlung der Multiplen Sklerose können alle bekannten therapeutischen Maßnahmen helfen oder auch völlig versagen, ja, die Symptome sogar verschlimmern. Es kommt nämlich nicht so sehr darauf an, *was* man gibt, sondern *wann* und *wie* man es gibt. Meist verläuft die Erkrankung in Schüben von Verschlimmerung, ohne erkennbare Ursache; ebenso treten Besserungen auf, die nicht unbedingt gerade auf die durchgeführte therapeutische Maßnahme zurückgeführt werden müssen. Aus diesem Grunde ist auch die Beurteilung des Heilerfolges sehr schwer. In einem Schub darf überhaupt nichts gemacht werden; jegliche Reiztherapie ist dann verboten. Bettruhe ist nötig. Wichtig ist eine oft künstlich durch Medikamente oder auf natürliche Weise durch die Eversche Rohkost herbeigeführte Stuhlregulierung. Erst wenn die Verschlimmerungssymptome abgeklungen sind und das Gleichgewicht zwischen Abwehr und Schädigung wieder herbeigeführt ist, sollte die Reizbehandlung beginnen. Dann ist es völlig gleich, welche Therapie wir geben, ob Quecksilberschmierkur, Bluttransfusion, Überwärmung oder ein Medikament; wichtig ist vielmehr eine ganz individuelle Behandlung, bei der der vegetative Reaktionszustand (siehe Kap. B 9), in dem sich der Organismus befindet, in richtigen Einklang mit der Reizdosis gebracht werden muß. Diese Tatsache erfordert genaue Beobachtung der Natur auf unsere therapeutische Maßnahme. Wir müssen stets bereit sein, unsere Reizdosis zu verringern (also bei der Überwärmung geringere Erhöhung der Körpertemperatur bzw. Verkürzung der Behandlungszeit bzw. zeitliche Veränderung des Intervalls zwischen den abzugebenden Bädern), wenn eine Verschlimmerung der Symptome eingetreten ist und umgekehrt. Aus nachfolgender Krankengeschichte mit den Überwärmungsbäderkuren möge man aus dem eben Gesagte erkennen.

Es handelt sich 1950 um einen 45 Jahre alten Lehrer, dessen Großvater väterlicherseits sowie Vater und Bruder an multipler Sklerose gestorben waren (obwohl die multiple Sklerose keine Erbkrankheit ist, in diesem Falle nur schlechtes Erbgut vorlag). Erste Beschwerden 1939, ziehende starke Muskelschmerzen in beiden Beinen. 1942 starke Ischiasbeschwerden. Stärkere Muskelschmerzen im Frühjahr 1943. 1944 erster deutlicher Schub im Einsatz in Rußland. Trotz Krankmeldung aufgrund des Urteils eines Orthopäden k. v., also nicht krank geschrieben. Starke Gleichgewichtsstörungen, langsamer Rückgang der Beschwerden. Es bleibt eine Schwäche in beiden Beinen. Unsicherheit beim Gehen und schnelle Ermüdbarkeit. Oktober 1944 Aufnahme im Heimatlazarett. Behandlung: Massage, warme Fichtennadelbäder, leichte Gymnastik. April 1945 in amerikanische Gefangenschaft, Transport bis Marseille, dort 2. Schub. Behandlung: Schmierkur mit Quecksilbersalbe, 4 Monate Liegekur, Spritzkur mit Betaxin und Cebion forte. 1947 3. Schub. 17 Überwärmungsbäder, bei denen er stets bei Körpertemperaturen von 39° C anfing zu delirieren. Zuerst Verschlimmerung, trotzdem hatte er die Bäder wegen der wohltuenden kalten Abwaschung am Ende der Packung gerne genommen. Vom 14. Bade an ging es immer besser. Heute ist er frei von Beschwerden und kann auch längere Wanderungen durchhalten. Auch die körperliche Untersuchung zeigte wieder normalen Befund. Der Erfolg blieb bestehen. Seit 27 Jahren ist der Patient ununterbrochen arbeitsfähig.

Man sollte deshalb beim ersten Auftreten von Sehstörungen schon mit leichten Überwärmungsbädern bis 37,7° C Körpertemperatur und dann, wenn keine Störungen auftreten, langsam bis zum Optimum der Abwehrkräftesteigerung von 39° C Körpertemperatur steigern. Auf diese Weise konnte ich einige Fälle koupieren.

Bauchtyphus

Heute haben wir in einem Antibiotikum, dem Chloramphenicol, ein Spezifikum gegen den Bauchtyphus. Allerdings gibt es auch hartnäckige Fälle, in denen eine Zusatztherapie sehr erwünscht ist. Aus diesem Grunde haben HÖRING und BURMEISTER, PFAENDER, VEIT und DILLENBERGER auch die Behandlung mit künstlich erzeugtem Fieber empfohlen (Pyrifer-Injektionen). Aufgrund unserer Erfahrungen an 17 Kranken, die wir von der 2. Woche an behandelten, wandten wir täglich Überwärmungsbäder an, indem wir am Morgen bei den Patienten **die** Körpertemperaturen anwandten, die sie am Abend vorher gehabt hatten. Allgemeinbefinden, Appetit und Durchfälle haben sich durch die Überwärmungsbäder wesentlich gebessert. Der Schlaf wurde ruhiger. Das Sensorium wurde genau wie bei den Fleckfieberkranken klarer. Die Patienten fühlten sich besonders nach der kalten Waschung am Ende der Packung äußerst wohl und verlangten danach. Bei 9 unserer Kranken ist das fieberhafte Stadium um 6—8 Tage abgekürzt worden. Rezidive sind in 4 Fällen aufgetreten.

Die in der 2. Hälfte des vorigen Jahrhunderts so sehr bei Typhus propagierten kalten Wasserbäder haben den großen Vorteil der günstigen Beeinflussung des Gefäßnervensystems im Sinne einer Verhütung des Gefäßkollapses. Diesen Vorteil aber bietet ja gerade auch das Überwärmungsbad gegenüber allen anderen Hyperthermieverfahren durch die ständig abgegebenen kalten Maßnahmen. Auch nach dem Bade werden alle 3 Stunden bei Typhus kalte Teilwaschungen vorgenommen.

Ruhr

Die schulgerechte Behandlung der Ruhr besteht in einer entsprechenden Diät (vor allem Reis). Als Truppenarzt habe ich befohlen, daß ständig Reis für das Revier zur Verfügung stehen mußte. Um eine Lazaretteinweisung bei Leichtkranken zu verhindern, mußte der Leichtkranke 2 Tage fasten. Dann erhielt er 3—4 Tage Reis. Dadurch war er schon so gebessert, daß er normalen Stuhl hatte. 8 Tage Dienstbefreiung genügte, um ihn wieder dienstfähig zu machen. Bei schweren Fällen im Lazarett mußten die heftigen Wasserverluste bekämpft und für eine gute Krankenpflege wie bei Bauch- und bei Flecktyphus gesorgt werden. In 7 schweren Fällen haben wir auch das Überwärmungsbad mit Erfolg angewandt. Der Patient erhielt eine Körpertemperaturerhöhung auf 38,5—39,5° C und ein verlängertes Bad von 1—2 Stunden.

Diphtherie

Für die Behandlung der Diphtherie ist auch heute noch das schon bei Diphtherieverdacht zu gebende Diphtherieserum das Mittel der Wahl. Allerdings muß es schon innerhalb der ersten 48 Stunden nach Beginn der Erkrankung gegeben werden. Deshalb lautete im Felde der Befehl: Die Diagnose der Diphtherie muß klinisch gestellt und bei Verdacht muß gespritzt werden. Damals haben wir aber auch sehr schwere Lähmungen (Polyneuritis), zum Teil der 4 Gliedmaßen, erlebt. Dann haben sich Überwärmungsbäder ausgezeichnet bewährt. Diese Polyneuritis wurde von STÖRMER mit künstlichem Fieber behandelt. Bei täglich abgegebenen Überwärmungsbädern von 39—40° C verschwanden die Lähmungen innerhalb von 4—6 Wochen vollständig. Ich kenne Patienten, die wegen posdiphtherischer Lähmung arbeitsunfähig aus dem Heeresdienst entlassen wurden, nachdem sie 2 Jahre erfolglos in Lazaretten behandelt worden waren. Als Chefarzt der Weserberglandklinik habe ich ein 19jähriges Mädchen behandelt, das wegen beiderseitiger Bein- und Rumpfmuskulaturlähmung nach Diphtherie schon 2 Jahre vergebens von anderer Seite behandelt worden war. Sie konnte sich bei Einweisung nur mühevoll mit 2 Krücken einige Meter fortbewegen. Nach 12 Wochen Behandlung mit Überwärmungsbädern konnte sie größere Strecken allein nur mit Hilfe von 2 Stöcken gehen.

Chronischer Gelenkrheumatismus (Bechterewsche Erkrankung, Arthrosis deformans)

Die rheumatischen Erkrankungen waren von jeher eine Domäne der Behandlung mit heißen Bädern. Auch heute gilt trotz des Fortschritts auf dem Gebiete der medikamentösen Behandlung noch das gleiche. Für die Überwärmungstherapie ist es gleichgültig, ob eine chronisch-rheumatische Erkrankung der Muskulatur oder der Gelenke besteht. Immer muß die Reaktion auf den gesetzten Überwärmungsreiz des ersten Bades Richtlinie für unser weiteres therapeutisches Handeln sein. Bisher haben wir uns daher neben dem Allgemeinbefinden nach den Veränderungen des Blutes gerichtet. Besonders die einfache Methode der Blutkörperchensenkungsgeschwindigkeit war uns maßgebend dafür, ob wir die Zeitdauer des Bades vergrößern, die Körpertemperatur von 37,6—37,7° schnell auf 38—38,5° C steigern oder unseren therapeutischen Reiz mindern, also kürzer dauernde Bäder mit weniger hohen Körpertemperaturen durchführen müssen. Herdsanierung wird vorausgesetzt.

Chronische Nebenhöhleneiterungen

Nur zu oft muß der Hals-Nasen-Ohrenarzt erkennen, daß auch weitere Operationen Nebenhöhleneiterungen nicht zum Stehen bringen. In solchen Fällen kommen verlängerte Bäder auf 1—2 Stunden mit ebenso langer Packung in Frage. Körpertemperatur auf mindestens 39° C (siehe Abb. 25—27).

Es könnten noch eine Reihe von Erkrankungen erwähnt werden, bei denen sich Körpertemperaturerhöhungen bis 38° C therapeutsich ausgezeichnet bewährt haben. Ich erwähne nur: Schnupfen, Bronchitis, Ischias, akute und chronische Prostatitis (evtl. Temperaturen 39—40° C), chirurgische und Unterleibserkrankungen. An einen Fall möchte ich allerdings noch erinnern, der uns lehren sollte, nie das Überwärmungsbad zu vergessen. Es handelte sich um einen 40jährigen Arbeiter, der als Infanterist durch einen Ober-

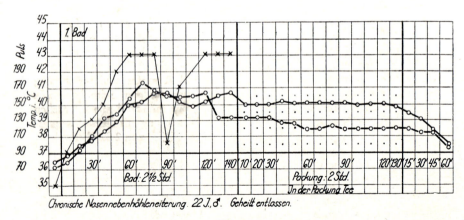

Chronische Nasennebenhöhleneiterung. 22 J., ♂. Geheilt entlassen.

Abb. 25

84

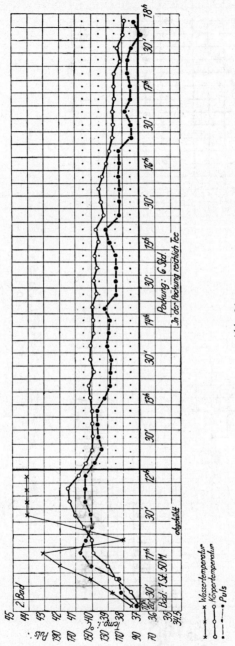

Abb. 26

85

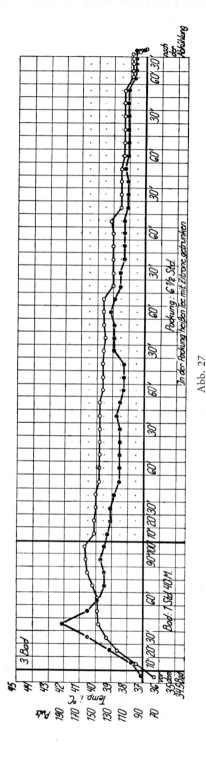

Abb. 27

Abb. 25—27: Chronische Nasenebenhöhlenerkrankung
P. ist 2 Jahre vergeblich in einer Universitäts-Nasenklinik örtlich behandelt worden.
Er hatte nie seine Kopfschmerzen verloren. Wenige Bäder genügten, um sie zu
beseitigen. Beobachtungszeit 1½ Jahre.

Die untere Kurve in den Abbildungen gibt den Verlauf der Pulszahl wieder schenkelschuß mit Durchschuß des Nerv. ischiadicus, der ja auch die Ernährungsfasern für die Fußsohle mit sich führt, schwer verwundet wurde. Nach guter Versorgung der Wunde durch den Chirurgen heilte aber die Verletzung nicht ganz ab. Es blieb immer noch ein etwa fünfmarkstückgroßes Geschwür der Fußsohle. Aus diesem Grunde entschloß sich der Chirurg mit Einverständnis des Patienten zur Amputation des Unterschenkels. Leider blieb aber auch dieser Eingriff ohne Erfolg. Die Wunde heilte nicht völlig ab. Erst nach einer 12maligen Überwärmungsbehandlung mit einer Körpertemperatur von 38—38,5° C hatte sich die Wunde ganz geschlossen. Der Patient wurde wieder arbeitsfähig — aber leider ohne Unterschenkel.

c) Gegenanzeigen für das Überwärmungsbad

Während akute und chronische entzündliche Erkrankungen günstig durch Überwärmung beeinflußt werden, sind degenerative Erkrankungen wie die progressive Muskelatrophie, die amyotrophische Lateralsklerose u. a. m. nicht angezeigt.

Eine ausgesprochene Kachexie und weit vorgeschrittenes Alter sind für das Überwärmungsbad von vornherein zwar keine ausgesprochenen Gegenanzeigen, jedoch bedarf der Kranke bei der Behandlung strengster Überwachung. Herpes labialis ist bei einem Überwärmungsbad keine Gegenanzeige, er tritt sogar nicht selten durch das Bad auf. Man kann den Ausschlag verhüten, wenn man vor jedem Bad die Lippen mit Vaseline einreibt.

Von der Bäderbehandlung auszuschließen sind: Floride Tuberkulose, Leberkrankheiten wegen des bei der Überwärmung stark belasteten Leberstoffwechsels. Außerdem kommen nicht in Frage: Herzkranke mit Dekompensationserscheinungen, besonders nach Infektionskrankheiten, schwere Arteriosklerose und Hyperthyreose. Fastenkuren habe ich nie mit Überwärmungsbäderbehandlungen kombiniert.

Zur Technik sei nochmals darauf hingewiesen, daß das Bad nicht angezeigt ist bzw. abgebrochen werden muß, wenn die Pulszahl dauernd auf 140—160 Schlägen liegt oder der Patient überhaupt nicht schwitzt und dadurch unangenehme subjektive Beschwerden (Druck im Oberbauch, Brechreiz, sehr starke Kopfschmerzen usw.) bekommt. Plötzliches Ansteigen der Körpertemperatur auf 41,6° C und mehr, ohne entsprechende Pulserhöhung, mit steigendem Blutdruck, beginnendem, komaähnlichem Zustand, muß uns veranlassen, das Bad sofort abzubrechen, den überhitzten Patienten stark abzukühlen und bei Lungenödem 50 % Traubenzucker zugeben oder Aderlaß auszuführen.

Immer aber muß betont werden, daß in einem Buche nur Richtlinien angegeben werden können, daß aber in der Praxis die persönliche Kunst des Arztes zu entscheiden hat. Gute Beobachtungsgabe und ärztliches Einfühlungsvermögen können im gegebenen Falle die Kontraindikationen einschränken.

Schließlich sei noch ein Wort zu den Todesfällen gesagt. Im Jahre 1934 ergab eine Umfrage des Journ. of Americ. Medic. Assos. bei 34 amerikanischen Ärzten unter 4 809 Patienten 29 Todesfälle[*]). In Deutschland starb unter 2 000 Patienten 6 Stunden nach dem Bad 1 Patient. Der Direktor des gerichtlich-medizinischen Instituts, der die Sektion vorgenommen hatte, lehnte einen Zusammenhang mit dem Bade ab.

Immer wieder aber möchte ich betonen, daß das Überwärmungsbad einer Operation gleichzusetzen und dementsprechend zu werten ist.

3. Überwärmungsbad und Krebs (Literatur dazu s. S. 160)

Seit über 100 Jahren erscheinen in der Literatur immer wieder Berichte über Beobachtungen von Spontanheilungen bei Karzinomkranken nach fieberhaften Erkrankungen wie Malaria, akuten Formen der Tuberkulose, Lungenentzündung, Typhus, Masern, Scharlach, vor allem nach Erysipel. Die klinischen Berichte stammen von E. von BERGMANN, P. V. BRUNS, A. BIER, F. SAUERBRUCH, PAGET, GOETZE, KOJETZNY und anderen, die histologischen Befunde von MARCHAND und RÖSSLE. 1955 teilte SELAWRY mit, daß er in der Weltliteratur unter 450 histologisch gesicherten Spontanheilungen von Karzinomen und Sarkomen $1/3$, also 150 Fälle gefunden hatte, die direkt vorher akut fieberhafte Entzündungen überstanden hatten. Die Höhe der Körpertemperatur bei 54 solcher gesicherter Spontanremissionen (bei den anderen Fällen von Fieber war die genaue Temperaturhöhe nicht angegeben!) betrug 38,5—40° C. Die Körpertemperatur hielt von einer bis mehrere Wochen an.

Sarkome scheinen besser angesprochen zu haben als Karzinome, was auch unserer Erfahrung entspricht. Auch HAALAND kam aufgrund seiner Untersuchungen schon 1903 zur selben Anschauung. Er fand, daß das schnell wachsende Sarkom wärmeempfindlicher ist als das Karzinom. Je schneller der Tumor wächst, je bösartiger er ist, desto besser reagiert er auf Überwärmung.

1912 fand LAMBERT bei Vergleichsuntersuchungen in vitro von Tumorgewebe und proliferierendem Normalgewebe bei Tier und Mensch eine größere Hitzempfindlichkeit von Krebszellen.

Systematische Untersuchungen auf dem Gebiet der Beeinflussung des Karzinoms durch Überwärmung aber fehlten noch. Deshalb habe ich mit Frl. Hildegard VOLLMAR, der Leiterin der Krebsabteilung des Staatlichen Instituts für experimentelle Therapie in Frankfurt/Main, mit Gewebekulturen begonnen und 1940 und 1941 veröffentlicht. Frl. VOLLMAR hatte zunächst auf meinen Wunsch hin an der Gewebekultur festgestellt, daß die Krebszelle bei 39° C geschädigt wird, bei 42° C abstirbt, die Normalzelle bei 43° C noch nicht, sondern erst bei 45⁰ C geschädigt wird. An Abb. 28 sieht man, daß

---

[*]) Methode: „Kettering Hypertherm"

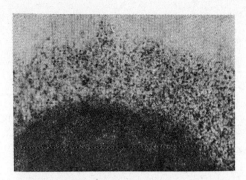

Abb. 28: Mäuseherzzellenkultur auf 41 bis 43° C 60 Min. überwärmt. Keine
Beeinflussung des Wachstums (vgl. mit Abb. 29).

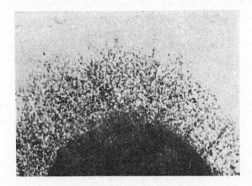

Abb. 29: Kontrolle, nicht überwärmt (vgl. mit Abb. 28).

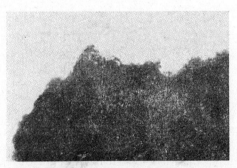

Abb. 30: Karzinomzellengewebekultur auf 41—43° C 60 Min. überwärmt. Kein
Wachstum der Krebszellen.

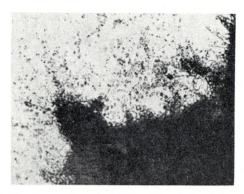

Abb. 31: Karzinomzellengewebekultur. Kontrolle, nicht überwärmt
(vgl. mit Abb. 30).

1stündige Überwärmung auf das Wachstum der Normalzellen keinen Einfluß hat. Ganz das Gegenteil aber sehen wir an Abb. 30, einer unter gleichen Versuchsbedingungen gehaltenen Karzinomzellenkultur. Während die nicht behandelte Kontrolle ohne Überwärmung deutliches Wachstum zeigt, ist das bei den bei 41—43° C 1 Stunde lang überwärmten Kulturen von Karzinomzellen nicht der Fall.

In diesem Zusammenhang wird oft die Frage gestellt, warum man nicht Kälte anstelle der den Kreislauf belastenden Wärme benutzt. Hierzu schrieb VOLLMAR 1940: „Die Tumorzelle erweist sich der Kälte gegenüber in weiten Grenzen als sehr widerstandsfähig. Auch aus den Untersuchungen von AULER, KOENINGER, SCHLOTTMANN, St. BYLINA und SCHMIDT, von AULER und St. BYLINA geht hervor, daß Impftumoren durch Kälte nicht abgetötet werden und in vitro weiter wachsen können; daß ferner das Tumormaterial eingefroren und wieder aufgetaut werden kann, ohne daß die Impfausbeute wesentlich beeinträchtigt wird." Im selben Sinne betont SELAWRY „Tumoren sind gegen Kälte ausgesprochen unempfindlich. Sie können z. B. beliebig lange in flüssigem Stickstoff und für Tage in flüssigem Wasserstoff bei einer Temperatur von —253° C aufbewahrt werden, ohne daß sie ihre Vermehrungsfähigkeit verlieren."

Gemeinsam mit VOLLMAR durchgeführte Tierversuche, bei denen 2 Serien mit 200 Mäusen mit subkutaner Impfung von Ehrlichschem Karzinom bzw. Karzinom-Aszites-Mäusen bei entsprechenden Kontrollen verwandt wurden, hatten bei 1stündiger Überwärmung auf 41—42° C folgendes Ergebnis:

1. Durch die Überwärmungsbäder lag die Entwicklung der Impftumoren weit hinter der Kontrolle zurück; manche überschritten die Größe, die sie zu Beginn der Bäder hatten, überhaupt nicht, manche nahmen nur wenig an Größe zu, so daß am Ende der Behandlung eine große Differenz zwischen Tumorgröße der behandelten und der Kontrollmaus bestanden. Die Kontrollmaus war nicht behandelt worden.

2. Die meisten Tumoren der wasserbehandelten Mäuse zeigten das Bild einer Nekrose; entweder waren sie durchweg nekrotisch oder mit mehr oder weniger Nekrosen durchsetzt. Hämorrhagische Stellen im Tumor waren selten; dagegen waren viele Tumoren reichlich mit Bindegewebe durchsetzt.

3. Bei allen Karzinom-Aszites-Mäusen war ein deutlicher Einfluß auf die Aszitesbildung festzustellen. Zu ähnlichen Ergebnissen bezüglich der Wärmewirkung auf die Krebszellen kamen auch JENSEN, AULER, WESTERMARK, FAURE-FRENIET, WASSERMANN, KOROTT, CHRANOVA, HOFFMANN, SCHRECK, BENDER und SCHRAMM. Auch ihre Experimente zeigten eine deutliche Beeinflussung des Tumors im Sinne von Wachstumshemmung und Nekrosebildung.

Für die volle Vernichtung der Karzinomzellen in der Gewebekultur sind nach SELAWRY entweder 10 Stunden Einwirkungsdauer von 42° C nötig oder 45 Minuten bei 45° C. SELAWRY hat darauf hingewiesen, daß sich die Krebszellen auch an Wärme gewöhnen können. So hat er einen Krebszellenstamm in der Gewebekultur gezüchtet, der im Verlauf von 4 Monaten 42° C 60 Stunden lang aushielt, bevor er völlig vernichtet wurde. Diese Tatsache der Wärmeresistenz wird bei der neuen Methode zur Behandlung von Rezidiven und Krebsmetastasen von OLLENDIEK berücksichtigt.

Aufgrund der soeben geschilderten klinischen Berichte und histologischen Befunde von Spontanremissionen nach fieberhaften Erkrankungen lag es nahe, solche Entzündungen künstlich hervorzurufen. Das einzige diesbezügliche Toxin, das heute noch verwendet wird, ist das Coley-Serum. Aus den Berichten des Memorial Hospital in New York geht hervor, daß das Serum nur dann zu Erfolgen führt, wenn durch tägliche Injektion jeweils eine Fieberreaktion von 39–40° C erreicht wird.

Zunächst aber versuchten wir, allein mit Überwärmung zum Ziele zu kommen. Wir bedienten uns der Methode von GOETZE. Sie wird an einem Teilüberwärmungsbad am Bein oder Arm der abgebundenen Gliedmaße durchgeführt, in der es zu einer örtlichen Temperaturerhöhung von 41–42° C im Gewebe durch das 1stündige Einlegen in aufsteigend heißes Wasser bis 44° C kommt. Die Unterbindung des Blutstroms ist nötig, damit nicht die erhöhte Gewebetemperatur durch den ständig fließenden kühlenden Blutstrom wieder weggeführt wird. Die Behandlung dauert 1 Stunde und muß wegen der schon nach 15 Minuten in der ischämigen Extremität entstehenden unerträglichen Schmerzen (Selbstversuch!) in Narkose vorgenommen werden. Nach Lösung der Unterbindung am Ende der Behandlung tritt eine hochgradige, zusätzlich günstige Blutfülle auf, die mindestens 48 Stunden anhält. Bei dieser Methode kommt es etwa nach 14 Tagen zum Abfallen des Tumors. Es bleibt eine reizlose Narbe zurück. Mit dieser Methode haben bis jetzt GOETZE, HOFFMANN und LAMPERT, HEYN und KURZ 5 Peniskarzinome und 3 Melanosarkome dauernd geheilt. Beobachtungszeit über 10 Jahre, kein Rezidiv (siehe Abb. 32—37).

Im selben Sinne arbeiten seit 1967 in Rom am Regina-Elena-Institut für Krebsforschung auch CAVALIERE, CIOCATTO, GIOVANELLA, HEIDELBERGER,

JOHNSON, MARGITTINI, MANDOVI, MORIOSO und ROSI-FANELLI. Durch regionale Perfusionen mit erhitztem Blut (41,5—43,5° C) konnten sie bei 10 von 22 Patienten mit Extremitätentumoren ein völliges Verschwinden des Tumors erzielen. Diese lokale Überwärmungsmethode kann aber nur an den Extremitäten angewandt werden und bleibt wegen ihrer Kompliziertheit und chirurgischen Technik der Klinik vorbehalten.

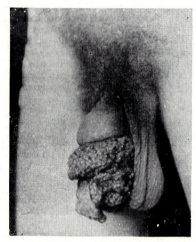

Abb. 32: Peniskarzinom vor der Überwärmung.

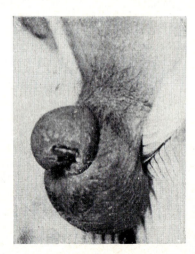

Abb. 33: Peniskarzinom nach der Überwärmung. Tumor abgefallen.

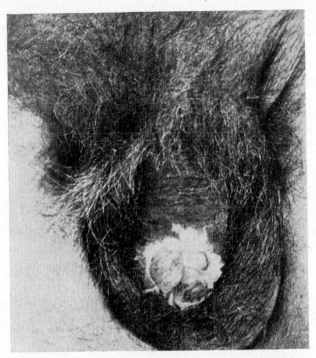

Abb. 34: Narbig verheiltes Peniskarzinom (¼ Jahr nach der Überwärmung).

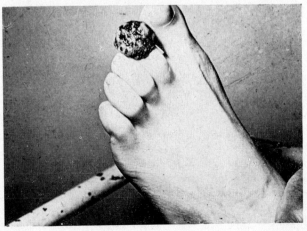

Abb. 35: Melanosarkom der linken 2. Zehe.

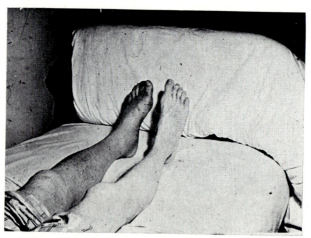

Abb. 36: Melanosarkom von Abb. 35, 48 Std. nach der Überwärmung. Am linken Bein deutliche Hyperämie. Tumor sehr verkleinert.

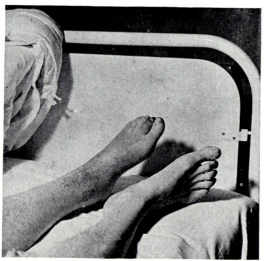

Abb. 37: 8 Tage nach der Überwärmung. Tumor fast ganz abgefallen. Patient ist seit 10 Jahren ohne Rezidiv geblieben.

Auch muß noch darauf hingewiesen werden, daß 1965 der Physiker VON ARDENNE über die Methode der Extremhyperthermie bei 44° C zur Behandlung Krebskranker berichtete. Das Prinzip dieser Mehrschritttherapie besteht neben der Anwendung der Hyperthermie in Glykoseinfusionen in

Kombination mit Zyklophosphamid und Röntgenbestrahlungen. Ich verweise auf das Buch von v. ARDENNE „Grundlagen der Krebsmehrschritttherapie".

Unsere nächste Aufgabe war wesentlich schwieriger. Das Ziel war jetzt, auch jenen Krebspatienten mit **Metastasen** noch eine Chance zu geben, bei denen Operation, Strahlen und Chemotherapie versagt haben. Hierfür kombinierten wir bei sehr kachektischen Patienten, denen man eine Körpertemperatursteigerung nur noch bis 40° C zumuten konnte, das Überwärmungsbad mit einer lokalen Kurzwellenbehandlung am Orte der Erkrankung. Es handelte sich 1948 um Vorversuche mit der 6-m-Welle für die Behandlung des Ösophaguskarzinoms durch meinen Mitarbeiter GRUNER. Wir erzielten dadurch im Tumor eine wesentlich höhere Temperatur als in der Umgebung. Schon damals hatten wir mit dieser Methode auch bei anderen Tumoren eine günstige Beeinflussung auf das Tumorwachstum gesehen. So konnten wir eine Pleuritis carcinomatosa bei einem universell metastasierenden Mammakarzinom lokal beseitigen (durch Sektion bestätigt) und bei einem rezidivierenden Kehlkopfkarzinom den Tumor schon nach 5maliger Behandlung wesentlich verkleinern und die umgebende Entzündung beseitigen. Wenn wir auch bei diesen metastasierenden Tumoren keine Heilung erzielten, so hat sich doch der Allgemeinzustand **vorübergehend** gebessert (Appetitsteigerung, Gewichtssteigerung, Besserung des Blutbildes, subjektives Wohlbefinden und meßbares Kleinerwerden des Tumors). Eine völlige Heilung des Tumors durch allgemeine Hyperthermie mit oder ohne Kurzwellenbehandlung oder eine andere Kombination mit Zytostatika ist uns nicht gelungen. Immer aber sahen wir, daß man in verzweifelten Fällen bei Metastasen nach Mamma- oder Ovarialkarzinom entsprechend den Ergebnissen unserer Tierversuche Besserung des lokalen Befundes erreichen konnte. Eine Heilung aber gelang uns nicht.

Seitdem WOEBER durch seine Tierversuche gezeigt hatte, daß die Kombination von Chemotherapie mit Überwärmung auf 39–40° C bessere Resultate als Chemotherapie allein erzielte, haben wir auf der Höhe der Überwärmung von 40° C, dem Optimum der Abwehrkräftesteigerung, zusätzlich je eine Endoxan-Injektion unter genauer Kontrolle des Blutbefundes gegeben. Auch hier erreichten wir vorübergehend Erfolge. So erzielten wir in einem Falle durch diese Kombinationsmethode bei einem inoperablen Tumor des Unterbauches von Kindskopfgröße eine Verkleinerung bis auf Haselnußgröße; durch eine Pause in der Behandlung (auf Wunsch des Patienten) trat allerdings ein nicht mehr aufzuhaltendes Wachstum ein, so daß kurze Zeit später der Exitus eintrat. Alle unsere Bemühungen zeigten damals, daß allgemeine Ganzkörperüberwärmungen von einer Stunde Dauer mit Körpertemperaturerhöhungen auf 39–40° C **allein** bei inoperablen Tumoren nur zu vorübergehenden Besserungen — und das auch nicht immer — führten, solange die Behandlung dauerte, nicht aber zur Heilung.

Aus diesem Grunde haben wir etwa 30–40 Wissenschaftler in den Jahren 1955 und 1957 zu 2 Arbeitstagungen in meine damalige Wirkungsstätte, die

Weserberglandklinik, eine Spezialklinik für physikalische Medizin, nach Höxter eingeladen, um mit ihnen über die uns beschäftigenden, so brennenden Probleme zu diskutieren. Die wesentlichen Ergebnisse der 1. Tagung waren folgende: Das Tumorgewebe ist wärmeempfindlicher als anderes Gewebe. Um so wärmeempfindlicher ist es, je rascher es wächst. Die klinischen Erfahrungen am Menschen wurden am Melanosarkom und am Peniskarzinom bei lokaler Überwärmung gesammelt. Diese Tumoren wurden geheilt; auch nach 10jähriger Beobachtung traten keine Rezidive auf. Die Ursache dieser Wärmeempfindlichkeit liegt in der Mitose und dem Zellstoffwechsel. Auf der 2. Tagung wurde die Diskussion fortgesetzt. Als praktisches Ergebnis scheint die Wärmebehandlung des Karzinoms auf 2 Gebieten bereits heute verfolgenswert: als örtliche Hyperthermie maligner Tumoren an den Extremitäten, besonders bei dem Melanosarkom, das 2. Gebiet ist das der Kombination von Überwärmung mit ionisierenden Strahlen. Diese Kombination läßt bei klinischer Anwendung 30—50 % der Röntgenstrahlendosis einsparen. Bei gleichzeitiger Anwendung ist der Behandlungserfolg am größten.

Nach wie vor aber war meine Forderung, durch Überwärmung allein die Karzinomzellen am Lebenden zu vernichten, noch nicht erreicht.

Herrn Dr. OLLENDIEK, Chefarzt der Anästhesieabteilung des Kreiskrankenhauses Bad Homburg v. d. H., bin ich dankbar, daß diese Versuche nun mit einer von ihm entwickelten Methode fortgesetzt werden. Mit hohen Körpertemperaturen von langer Dauer (41,5—42° C, 4—6—8 Stunden und mehr) behandelt er in Narkose Karzinompatienten mit Metastasen. Die Ergebnisse sind erfolgversprechend. So konnte er durch einmalige Behandlung Metastasen zum Stillstand bringen. Dr. OLLENDIEK steht erst am Anfang seiner Bemühungen und versucht, die Methode immer wieder zu verbessern. Er benutzt zur Erzeugung der Überwärmung nicht das Bad, sondern ein elektrisches Heizkissen von Bettdeckengröße. Die Narkose wirkt sich günstig auf den Kreislauf aus. Wir haben den Eindruck, daß Überwärmung bei der Krebstherapie ein wichtiger Faktor ist, aber nicht **der,** der **allein** zur Heilung führen kann.

Eine zusammenfassende Darstellung „Tumor und Temperatur", Aktuelle Probleme bei der Anwendung thermischer Verfahren in Onkologie und Strahlentherapie, ist von Herrn Doz. Dr. DIETZEL , im Verlag Urban und Schwarzenberg, eben erschienen. Das Buch enthält sämtliche bisher erschienene Literatur.

4. Über Konstitution (Literatur dazu s. S. 162)

Während der Überwärmungsbäderbehandlung ist uns aufgefallen, daß die Kranken verschieden auf die Hyperthermie reagierten. Danach haben wir je nach Reaktion unsere Patienten in 2 ganz verschieden (oft gegensätzlich) reagierende Gruppen eingeteilt.

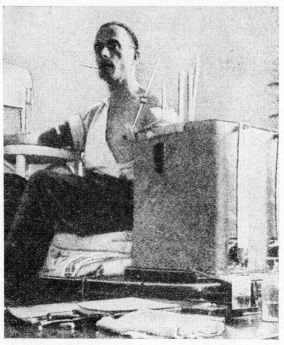

Abb. 38: Beispiel eines Konstitutionstyps A.

Der eine Reaktionstyp A verhält sich während des ganzen Bades ruhig. Die Körpertemperatur steigt dann gleichmäßig mit der Wassertemperatur. Dieser Typ ist unschwer auf höchste und hohe Temperaturen zu bringen. So schön der Patient „mitgeht", so gefährlich ist es, ihn nun deshalb weniger gut zu beobachten. Gern macht der Konstitutionstyp A bei 41° C sein „Schläfchen". Scharfe Pulskontrolle muß uns den drohenden Kollaps rechtzeitig anzeigen, um sofort, besonders bei noch höheren Temperaturen, durch entsprechende Gegenmaßnahmen das wirkliche „Einschlafen" zu verhüten. Ganz anders verhält sich der Gegentyp B. Er wird im Bade lebhaft, ungeduldig, fängt an zu schimpfen und will schon bei einer Körpertemperatur von 40° C das Bad verlassen. Bei ihm besteht in diesem Stadium keine Kollapsgefahr.

Diese beiden verschiedenen Reaktionsweisen auf Temperaturreize nennen wir der Einfachheit halber Reaktionstyp A bzw. B. Da aber alle Menschen Mischungen der beiden ausgesprochenen Reaktionstypen, die es in ihrer Reinheit im Leben nicht gibt, darstellen, neigt in Wirklichkeit der eine Kranke mit der Mehrzahl seiner Eigenschaften mehr zu diesem und der andere mehr zu jenem Reaktionstyp.

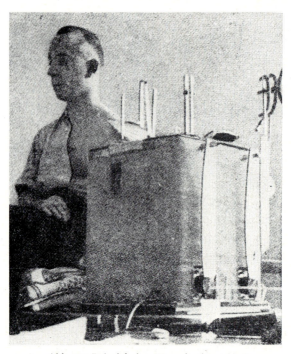

Abb. 39: Beispiel eines Konstitutionstyps B.

Mein damaliger Mitarbeiter GRUNER hat nun diese beiden Versuchspersonen weiter untersucht und dabei folgende Befunde erheben können. Der „Sitzversuch" (d. h. der Patient sitzt mit entblößtem Oberkörper auf einem Stuhl) zeigt allein schon die viel schlechtere Wärmeregulationsfähigkeit des A-Typs, der viel schneller auskühlt als der B-Typ: Senkung der Mundtemperatur, Axillartemperatur und schnellerer Abfall der Hauttemperatur während des Entblößtseins. Es ist kein Zufall, daß die Ausgangstemperaturen beim A-Typ höher als beim B-Typ liegen, denn der Grundumsatz des B-Typs liegt, wie die Stoffwechseluntersuchungen zeigten, höher und dementsprechend auch durch die vermehrten Verbrennungsprozesse die Temperatur.

Noch deutlicher wird das unterschiedliche Verhalten bei Ausführung von sofort-heißen Bädern (sehr hohe Temperatur) oder sofort-kalten Teilbädern. Die Mundtemperatur ist bei solchen Maßnahmen ein besonders feiner Indikator für die Steuerung des Organismus als Folge einer örtlichen Änderung des Hauttemperaturgefälles, in dem sie das Ausmaß des Temperaturabtransportes angibt. Der B-Typ zeigt beim sofort-heißen Bad (sehr hohe Temperatur) einen mäßig schnellen (infolge der anfänglichen reflektorischen Kontraktion der Arteriolen sehr hohen) Anstieg der Mundtemperatur (großer Wärmeabtransport infolge enormer reaktiver Gefäßerweiterung).

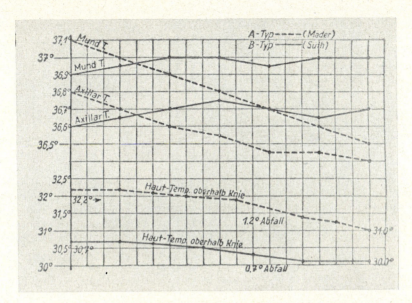

Abb. 40: Verschiedenartige Reaktion der beiden Konstitutionstypen bei gleichen Versuchsbedingungen. Verhalten der Haut- und Mundtemperaturen.

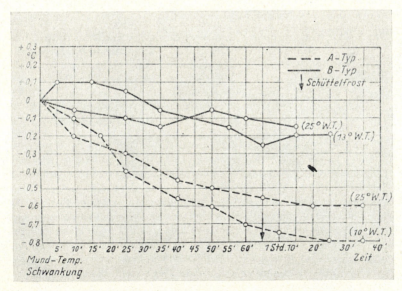

Abb. 41: Verlauf der Mundtemperatur von „sofort kalten Armbädern".

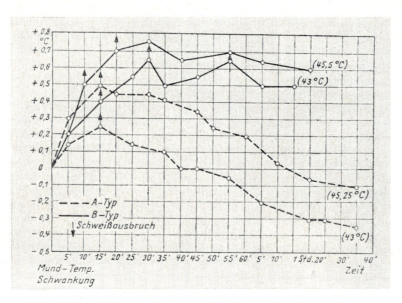

Abb. 42: Verlauf der Mundtemperatur bei einem „sofort-heißen Armbad".

Der A-Typ zeigt bei hohen Temperaturen einen schnelleren Anstieg (aber geringeren) der Mundtemperatur (geringer Wärmetransport infolge geringerer Steigerung der Durchblutungsgeschwindigkeit, geringerer Vermehrung der zirkulierenden Blutmenge, während der B-Typ stärkere Pulsfrequenzsteigerung und größere Volumenzunahme gleich in den ersten 20 Versuchsminuten zeigt). Die Folge dieser schlechten Wärmeregulation ist der Abfall der Mundtemperatur nach dem stets erfolgenden Schweißausbruch, während beim B-Typ die Mundtemperatur während des ganzen Versuchs hoch bleibt.

Umgekehrt ist das Verhalten bei sofort-kalten Bädern. Hierbei gelangt der A-Typ zu schneller Abkühlung, da ja allein schon das Sitzen mit entblößtem Oberkörper zu einem beträchtlichen Mundtemperaturabfall führt (geringe lokale Abwehrmaßnahmen: Gefäßkonstriktion). Beim B-Typ dagegen steigt die Mundtemperatur im Beginn des sehr kalten Bades sogar etwas an (reaktive Hyperämie) — wieder ein Zeichen der schnellen lokalen Abwehrmaßnahmen (allgemeine konsensuelle Gefäßkontraktion). Erst im weiteren Versuchsverlauf fällt die Mundtemeratur auch, aber wesentlich geringer, ab.

Die Körpertemperatur folgt ohne weiteres der Wassertemperatur.

100

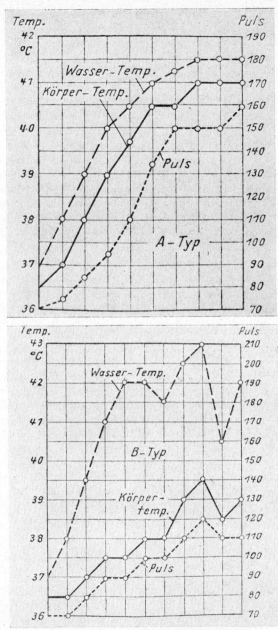

Abb. 43 und 44: Verlauf der Körpertemperatur und des Pulses bei einem A- und einem B-Typ in einem Überwärmungsbad.

Auf Grund dieser wärmephysiologischen Beobachtungen mit den unterschiedlichen Ergebnissen bei gleichen Versuchsbedingungen haben wir uns den Fragen der Konstitution ganz allgemein zugewandt.

Konstitutionsteilungen gibt es viele. Ich erinnere nur an die Einteilung im Altertum in Phlegmatiker und Melancholiker einerseits und Sanguiniker und Choleriker andererseits, an den introvertierten Denktyp und den extrovertierten Fühltyp des bekannten Schweizer Psychologen JUNG, an den klassischen Typ des Genies und den romantischen des Physikers Wilhelm VON OSSWALD und vor allem an die Dreiteilung von KRETSCHMER in Astheniker, Athletiker und Pykniker.

Doch fragen wir uns zunächst, was ist Konstitution? SIEBECK schrieb einmal: „Konstitution ist die grundsätzliche Reaktionsbereitschaft des Körpers, welche die Leistungs- und Anpassungsfähigkeit des Lebewesens bedingt", und HAAG sagt: „Konstitution ist schlechthin die Lehre von der Einheitlichkeit der Reaktionsweisen." Schon aus diesen beiden Definitionen geht die Bedeutung der Reaktionsgeschwindigkeit für eine Konstitutionseinteilung hervor.

Bekanntlich ist das Leben gekennzeichnet durch die Beziehung Reiz : Reaktion. BIER bezeichnete den Reiz als Grundstein des Lebens auf den allein sich eine Gesamtbetrachtung aufbauen lasse. Wir haben deshalb für unser therapeutisches Handeln eine Konstitutionslehre im Laufe der letzten Jahrzehnte entwickelt, deren Maßstab für die Einteilung der Menschen die **Reaktionsgeschwindigkeit** ist. Wir stehen damit im Gegensatz zu dem bekannten Konstitutionsforscher KRETSCHMER, der in seinem Buche „Körperbau und Charakter" die **Form** und damit Meßband und Zirkel als Maßstab für seine Einteilung benutzt. Für uns steht dagegen „Körper**funktion** und Charakter" im Vordergrund der Betrachtung, also nicht die Form. Auch zeigte sich, daß bei unseren jahrzehntelangen klinischen Beobachtungen in vielen Fällen — aber nicht immer — Körperbau und Reaktionsgeschwindigkeit identisch sind, also der Astheniker KRETSCHMERS mit unserem A-Typ. Dabei stellen wir bei unserem therapeutischen Handeln fest, daß der A-Typ auf Reize jeglicher Art langsam und schwach, der B-Typ schnell und stark reagiert. Im Leben allerdings sind die Unterscheidungsmerkmale zwischen diesen oft entgegengesetzt reagierenden Konstitutionstypen nicht immer ganz rein vorhanden. Wir sprechen deshalb lieber von Reaktionsweisen bei den verschiedenen Menschen. Wir nehmen an, daß der eine Mensch mehr nach der A-Typ-Reaktionsweise, der andere mehr nach der B-Typ-Reaktionsweise neigt. Die Untersuchungsergebnisse und die Kritik verdanke ich den Kollegen Dr. GRUNER, Prof. PIRLET und Prof. HILDEBRAND. Für jede Mitarbeit in dieser Hinsicht bin ich dankbar.

Als Beispiel für die Bedeutung der Reaktionstypenlehre für die **klinische** Praxis möchte ich nur einige wenige nennen. Im Jahre 1936 hat GERSON auf dem Internistenkongreß behauptet, er habe Kavernen bei Lungentuberkulose durch eine alkalische Diät zur Ausheilung gebracht. Er wurde daraufhin sehr angegriffen. Eigene Untersuchungen nach den Vorschriften von

GERSON haben mir gezeigt, daß durch diese Diät das Leiden bei A-Typen sich verschlimmerte, bei B-Typen Kavernen dagegen ausheilten. Bei der Gärungsdyspepsie liegen die Verhältnisse ähnlich. An 100 Patienten konnte ich zeigen, daß der kohlehydratempfindliche A-Typ zur oft schwer beeinflußbaren und durch die übliche kohlehydratreiche Magen-Darm-Schonkost sich nicht bessert, während der B-Typ meist alles gut verträgt. Auch bei der Betrachtung des Eiweißminimums werden uns die unterschiedlichen Angaben der Autoren klarer. HINDHEDE, ein B-Typ, hat lange Zeit hindurch fast ohne Fleisch und Eier gelebt und fühlte sich wohl. Die tägliche Eiweißzufuhr betrug 30—40 g (normal 70 g). Bei SÜSSKIND, einem A-Typ, dagegen stellt sich bei gleicher eiweißarmer Kost nach 25 Monaten eine starke Abnahme der körperlichen und geistigen Kräfte ein. SCHWARZ fand als Nasenarzt beim B-Typ Polypen, beim A-Typ dagegen Ozäna. Bei der Sepsis des A-Typs stellte er eine schlechtere Prognose als bei der Sepsis des B-Typs. Auf diese Weise sollten wir stets bei unserem klinischen Handeln die Konstitution des von uns zu behandelnden Patienten berücksichtigen.

Im einzelnen sollen nun nachfolgend noch Untersuchungsergebnisse meines Mitarbeiters GRUNER bei A- und B-Typen wiedergegeben werden.

Art der Prüfung	A-Typ	B-Typ
	nervös-humorale Gefäßsteuerung	
Abkühlungsprobe	verzögerte Wiedererwärmung	schnelle Wiedererwärmung
Teilbadeversuch	geringe Temperatur- und Pulsveränderung	starke Temperatur- und Pulsveränderung
Konsensuelle Hautreaktion	fehlend oder nur angedeutet	deutliche konsensuelle Hautreaktion
Dermographismus	lange Latenzzeit (schwache Rötung, oft lange bestehen bleibend)	kurze Latenzzeit (meist nur kurze Zeit bestehen bleibend)
	Tonus des autonomen Nervensystems	
respiratorische Arrythmie	fehlend oder nur angedeutet	meist deutlich
Bulbusdruckversuch (Vagusdruckversuch)	meist keine Pulsverlangsamung	deutliche Pulsverlangsamung
Viscerale Klopfempfindlichkeit	meist fehlend	oft ausgesprochene Klopfempfindlichkeit
Adrenalinprobe	schwacher Anstieg von Temperatur, Pulsfrequenz und systolischem Blutdruck	starker Anstieg von Temperatur, Pulsfrequenz und systolischem Blutdruck
Insulinprobe	geringe Blutzuckersenkung	starke Blutzuckersenkung
pH-Bestimmung im Blut	zur Alkalose neigend	zur Acidose neigend

Unsere weiteren Beobachtungen zeigten die unterschiedlichen Reaktionsweisen des A- und B-Typ auch im Charakter und im körperlichen Befund.

A-Typ

a) Im Charakterlichen:

Bescheiden, ruhig, gründlich, oft zur Pedanterie neigend, langsame Entschlußfassung, reifliche Überlegung. Ausgesprochener Systematiker, Theoretiker und Mathematiker, vorwiegend abstraktes, logisches Denken, scharfer Kritiker und überlegener Diskussionsredner, Verstandes- und Pflichtmensch, zäh, ausdauernd, unbeirrbar ausharrend im Ertragen von Fehlschlägen, schweigsam, Zweifler und Pessimist, Distanz haltend, verschlossen, Meister in der Kunst der Selbstbeherrschung. Als Führer sowohl reiner Idealist als auch Despot (ROBESPIERRE), Fanatiker und kalte Rechner, Neigung zu übermäßiger Strenge, im Kriege bis zur Grausamkeit (CÄSAR, KARL XII.), Philosophen (KANT, SCHOPENHAUER), tragische Dramatiker (KLEIST, HÖLDERLIN), militärische Denker (GOEBEN, SCHLIEFFEN).

b) Im Körperlichen:

Bei akuter Erkrankung Fieber langsam ansteigend. Reaktion nicht stürmisch, Bindegewebsschwäche (Senkfüße, Leistenbrüche, Eingeweidesenkung). Chronischen Reizen gegenüber lange widerstandsfähig. Erholung dauert lange. Im Sport liegen ihm Dauerübungen.

Krankheiten: Tuberkulose, Gärungsdyspepsie, neigt zu Magen-Darm-Erkrankungen (Geschwüre), Kohlehydratintoleranz, schlechter Futterverwerter, auf Reize geringe, langsame Reaktion.

B-Typ

a) Im Charakterlichen:

Leicht und schnell verbraucht, bürdet sich zu viel auf einmal auf, begeisterungsfähig für eine Idee, produktiv, ideenreich, intensiv handelnd, kombinierend, zur rechten Zeit das Wesentliche erkennend, Probleme stellend, Richtlinien angebend. Kritik des A-Typs notwendig, da im gefühlsmäßigen Wirken leicht über das Ziel hinausschießend. Rasche Entschlußfassung, ohne die Folgen zu bedenken. Führertypen aus intuitivem Drange, mit natürlich sicherem Instinkt das Richtige findend. Dem B-Typ ist eigen gegenständliches, konkretes Denken, visuelles Vorstellungsvermögen und Raumsinn. Schwankungen in der Gemütslage, begeisterungsfähig und Begeisterung erweckend. Als Arzt ist der A-Typ mehr Diagnostiker und Theoretiker, der B-Typ dagegen mehr Praktiker und Therapeut.

B-Typen waren Alexander von HUMBOLDT, DAVY, LIEBIG, die Ärzte Gustav von BERGMANN, BILROTH und NOTHNAGEL, die Feldherrn BLÜCHER, ZIETHEN, NAPOLEON, NELSON, Gustav ADOLF und SCHARNHORST.

b) Im Körperlichen:

Bei akuten Erkrankungen stürmische Antwort der Natur, hohe Fiebertemperaturen, Drüsenschwellungen, Schweißausbrüche, Durchfälle, schnelle und gute, zum Teil überschießende Abwehr, im Sport kurz und dauernde intensive Leistung, schnell ermüdend, schnell erholt.

Krankheiten: Basedow, Rheumatismus, Kreislauferkrankungen, Diabetes, Fettsucht. Der B-Typ ist der Kreislaufschwache, er ist ein guter Futterverwerter.

Nochmals aber muß betont werden, daß es reine Typen beim Menschen nicht gibt. Man kann aber schon aus den klinischen Beobachtungen herausfinden, nach welcher Reaktionsweise der Betreffende neigt. In welcher Weise nun die Konstitution im Leben des Menschen eine Rolle spielt und wie wir uns entsprechend den aufgezeichneten Reaktionsweisen verhalten sollen, wird in den nächsten Abschnitten erläutert.

5. Die Kunst, das Leben zu verlängern

Ein Beitrag zur Bedeutung der Konstitution für eine gesunde, naturbedingte Lebensweise

GOETHE sagte einmal: „Wir leben, solange es Gott bestimmt hat; aber es ist ein großer Unterschied, ob wir im Alter jämmerlich wie alte Hunde leben oder wohl und frisch, und darauf vermag ein kluger Arzt viel." Mit diesen Worten betont der große Denker schon zwischen den Zeilen, daß es eine künstliche Verlängerung des Lebens nicht gibt. Wir kennen kein Lebenselixier, das man in Tropfenform bequem zu sich nehmen könnte, um 100 Jahre alt zu werden. Wohl aber haben wir es in unserer Hand — was letzten Endes auf dasselbe herauskommt —, unser Leben nicht durch eine naturwidrige Lebensweise zu verkürzen. Wenn ich aber wissen will, ob ich naturwidrig lebe, muß ich konstitutionsanalytisch vorgehen.

Wir sind schon im vorhergehenden Abschnitt auf meine Reaktionstypenlehre eingegangen, eine Konstitutionslehre, die mir für meine Therapie unentbehrlich wurde. Unsere Aufgabe in diesem Abschnitt wird es jetzt sein zu schildern, wie wir die 2 entgegengesetzt gerichteten Reaktionsweisen unserer Lebensweise beeinflussen können. Im einzelnen werden wir die Frage zu beantworten haben, ob diese oder jene Lebensweise dem betreffenden Konstitutionstyp angepaßt ist, ob eine entsprechende Harmonie vorliegt oder nicht. Im 1. Falle werden wir mit einer Verlängerung des Lebens rechnen können, im 2. Falle aber mit einer Verkürzung. Dabei werden wir auch darauf zu achten haben, inwieweit trotz des heutigen Zeitmangels eine Leistungssteigerung und ein produktives Leben möglich sind. Wir werden Stellung zu nehmen haben zur beruflichen Arbeit, zum Problem der Erholung und Freizeitgestaltung und zur allgemeinen seelischen Verfassung des einzelnen.

Auch HUFELAND und neuerdings GROBER haben schon in ihren Büchern „Makrobiotik" zur Frage der Lebensverlängerung Stellung genommen. Sie sind aber nicht vom konstitutionsanalytischen Standpunkt ausgegangen. Ich verweise auf den vorhergehenden Abschnitt.

Das Hauptkennzeichen unserer Reaktionstypenlehre ist — wie wir schon mehrfach betont haben — die Reaktionsgeschwindigkeit auf verschiedenste Reize. Der A-Typ reagiert langsam und schwach, der B-Typ schnell und stark. Neben diesen Unterscheidungsmerkmalen aber muß noch auf die Tatsache hingewiesen werden, daß es diese Typen in ihrer Reinheit im Leben nicht gibt, wir haben alle Mischungen des einen und des anderen Typs, neigen nur einmal nach der einen oder ein andermal nach der anderen Seite.

Die Unternehmerkrankheit als Beispiel für unsere Fragestellung

Der Manager leidet an Zeitmangel, ist beruflich gehetzt, wird mit den Belastungen des Alltags nicht mehr fertig. Der Terminkalender ist immer besetzt, dazu treten Repräsentationen und pausenlose Hast. Durch entsprechende Organisation der Arbeit können vielleicht die durch Zeitmangel entstehenden Schädigungen noch verhindert werden. Damit kann der Unternehmer vielleicht noch fertig werden. Es kommen aber bei der Unternehmerkrankheit zusätzlich noch seelische Momente hinzu. Wenn der Ehemann ganz im Beruf aufgeht, wird die Frau vernachlässigt. Verwöhnen der Frau nützt nichts, denn die Frau kann nicht mehr die kleinen Nöte in der Familie mit ihrem Ehemann besprechen. Sie vereinsamt. Kindersorgen werden nicht mehr gemeinsam durchgesprochen. Die Arbeit im Haushalt wird nicht liebevoll anerkannt. Es fehlt die gemeinsam beglückende Freizeitgestaltung. Andererseits versteht die Fraun nicht, die Erfordernisse des Berufes ihres Mannes anzuerkennen. Ein Wort des Lobes für die Leistung könnte manches wiedergutmachen. Dabei versteht wiederum der Mann die Frau nicht, da er ihr doch nach seiner Meinung alles bietet. Die Sekretärin versteht den Mann viel besser. Sie kennt die Belastungen des Berufes und bewundert seine Leistung. Wie dankbar ist der B-Typ als Manager für solches Lob. Dadurch entstehen nach 20—30 Jahren glücklicher Ehe schwere Krisen. Der Mann kämpft neben dem Berufskampf in seinem Zeitmangel noch um einen Menschen, von dem er sich einen neuen Lebensinhalt verspricht, gegen die Moral der Gesellschaft und gegen Verpflichtungen gegenüber der langjährigen Lebensgefährtin. Empfindsame, verantwortungsbewußte B-Typen leiden darunter sehr.

In dieser Situation beginnt die typische Managerkrankheit: Mattigkeit, Lustlosigkeit, depressive Stimmung, früher nicht gekannte Wetterfühligkeit, Atemnot beim Treppensteigen, bleierne Schwere in den Gliedern, kaum noch mittlere Durchschnittsleistung, schließlich dauernde Müdigkeit. Dazu kommt eine beginnende geistige Konzentrationsunfähigkeit. Der Manager ist nicht mehr schlagfertig, wird beim Zuhören ungeduldig, wird überempfindlich und reizbar. Schon das leiseste Geräusch bereitet ihm unerträglichen Schmerz.

Temperaturunterschiede bzw. Zugluft sind ihm unangenehm. Er klagt plötzlich über Vergeßlichkeit, innere Unruhe und hat eine krankhaft übertriebene Hast. Für ihn ist der Sonntag der schlechteste Tag, da ihm keine Sekretärin für die Arbeit zur Verfügung steht. Trotz körperlicher und geistiger Müdigkeit findet er keinen Schlaf; ja bei Bettruhe stellt er eine Zunahme der inneren Unruhe fest. Er hat aufregende, quälende Träume und eine geringe Schlaftiefe. Erst gegen Morgen schlummert er ein. Er hat keinen Humor mehr; es fehlt ihm die heitere Distanz.

Mit diesem Beschwerdebild kommt der Manager zum Arzt, der aber nichts objektivieren kann und nur die Diagnose Durchblutungsstörungen bzw. Übermüdung, Überreizung, Manager- oder Unternehmerkrankheit stellt. Gegen die Übermüdung nimmt der Patient Coca-Cola, Coffein, Nikotin, Pervitin. Danach fehlt aber eine erquickende Erholung. Schließlich kommt es zu einer Schlafmittelsucht oder gar zu einer chronischen Schlafmittelvergiftung.

Weitere körperliche Beschwerden sind bei A- und B-Typen verschieden. Der Magen-Darm-schwache A-Typ klagt über eine Überempfindlichkeit gegen gewisse Speisen, Sodbrennen, faules Aufstoßen, Magenkrämpfe, Druck- und Völlegefühl im Leib, Blähungen, Gurren, Kollern, Verstopfung oder gärungsdyspeptische Durchfälle; Magengeschwür u. a. m.

Der kreislaufschwache B-Typ dagegen empfindet die Tätigkeit des Herzens, er leidet unter Herzklopfen, Herzunruhe, Herzdruck, Brustenge und krampfartige Schmerzen. Der linke Arm ist empfindlicher gegen Temperaturschwankungen und beim Aktenmappentragen kraftloser als der rechte. Schließlich kommt es bei ihm zur Angina pectoris und zum Herzinfarkt.

Im 1. Stadium der Beschwerden finden wir nur Durchblutungsstörungen, ausgelöst durch falsche Reaktionen auf Reize, im 2. Stadium kommt es zu organischen Störungen durch zusätzliche Mandelerkrankungen, Zahneiterungen und sehr fettreiche Ernährung.

Wie kann man nun das Leben verlängern, d. h. nicht verkürzen?

Wie kompensiere ich den Zeitmangel durch naturgemäße, der Konstitution angepaßte Lebensweise? Was heißt naturgemäße Lebensführung? Im „Hippokrates" 12/1935 schrieb ich: „Naturgemäß ist eine Lebensführung, die der Natur des Individuums entspricht und sich seiner Umwelt anpaßt. Vorbedingung ist Erkenntnis der eigenen körperlichen und geistigen Sonderart, Kenntnis von den nutzbar zu machenden Kräften der Natur und Klarheit über die gesundheitlichen Einflüsse der Gewohnheiten und des Berufs. Alle Schädigungen des letzteren müssen auszugleichen versucht werden, wobei ein besonderes Augenmerk auf die Harmonie der geistigen und körperlichen Kräfte zu richten ist. Verhüten ist besser als heilen, Vorsorge ist besser als Fürsorge."

In der **beruflichen Arbeit** sollte man durch straffe Organisation die Arbeit richtig einteilen und die Mitarbeiter an die richtige Stelle setzen. Ich denke dabei an die Philosophie HERAKLITS „Harmonie der Gegensätze". Der

A-Typ macht am liebsten alles selbst und kann auf einmal nicht soviel wie der B-Typ bewältigen; der B-Typ stellt zwar andere an, aber übernimmt sich häufig dabei. Dementsprechend sollte der A-Typ sich einen B-Typ, der B-Typ einen A-Typ als Mitarbeiter nehmen. Auf diese Weise bin ich immer am besten gefahren.

Hinsichtlich der *Freizeitgestaltung* habe ich auf der Olympiade 1936 gelegentlich des Sportärztekongresses in Berlin in einem Vortrag das Wort geprägt: „Ohne wohldosierte Anspannung keine Entspannung und damit keine Ausspannung und wohltuende Ermüdung." Geistige und körperliche Arbeit ist notwendig für die Gesunderhaltung. Untätigkeit schwächt, Übung kräftigt. Aber jedes Übertraining schadet. Regelmäßige Morgengymnastik, die Lebensfreude weckt, sollte auch im Alter fortgesetzt werden. Hinsichtlich des Urlaubs sollte der A-Typ 4 Wochen auf einmal nehmen, der B-Typ besser 2mal 2 Wochen, da er sich schnell erholt, aber ebenso schnell ermüdet.

Der Schlaf ist der Erhalter der Gesundheit. NIETZSCHE hat einmal gesagt: „Das Kunststück der Lebensweisheit ist es, den Schlaf zur rechten Zeit einzuschieben wissen." Der B-Typ sollte unbedingt seinen Mittagsschlaf nehmen. KANT, ein A-Typ, sagte einmal in der Sprache des Unternehmers: „Der Schlaf ist einstweiliger Zins des Todes, welcher selbst die Kapitalbezahlung ist. Diese wird um so später eingefordert, je reicher die Zinsen und je regelmäßiger sie bezahlt werden." Hinsichtlich der Bedeutung des Schlafes sei darauf hingewiesen, daß der A-Typ kürzeren Schlaf als der B-Typ benötigt. Er ist Nachtarbeiter und verzichtet häufig auf seinen Mittagsschlaf. Der B-Typ sollte nicht soviel repräsentative Verpflichtungen übernehmen. Man sollte nicht nur kongreßfreie Tage, sondern in der Woche auch gesellschaftsfreie Tage durchführen, die Sonntagsruhe einhalten, nicht Auto fahren, sondern zu Fuß oder mit dem Rad in der Natur sich bewegen, mehr in und mit der Familie leben.

Hinsichtlich der **Ernährung** verweise ich auf eine amerikanische Lebensversicherungsstatistik. Jede Form von Übergewicht führt zu einer sehr genau berechenbaren vorzeitigen Sterblichkeit. 15 % der Menschen in der Bundesrepublik haben Übergewicht; deshalb Gewichtskontrolle. Der meist schlanke A-Typ ist ein schlechter Futterverwerter und kohlehydratempfindlich. Ihm empfehle ich besonders, Quark zu nehmen. Dem B-Typ als gutem Futterverwerter seien Fasten- und Obsttage empfohlen. Gegen Arteriosklerose verordne ich gern Fastentage. 1945 sanken in Deutschland die Herzinfarkte auf ihren Tiefpunkt, um seitdem parallel mit steigendem Fleisch- und Fettverzehr zur häufigsten Todesursache anzusteigen. Die ackerbauenden Neger in Afrika haben keinen Hochdruck. Die zivilisierten Neger der Nordstaaten in USA sterben sogar häufiger an Hypertonus als die Weißen. Bei Hochdruck sollte der B-Typ rohkostreiche, salzarme bis salzlose Diät nehmen. Der A-Typ braucht mehr Salz und Fett.

Zum Schluß sei noch ein kurzes Wort der **seelischen Verfassung** gewidmet. OBRECHT hat Untersuchungen an 100jährigen angestellt und sie gefragt, wie sie zu solch hohem Alter gekommen sind. Sie betonten durchweg, daß sie keinem besonderen System der Ernährung, der Bewegung, der Berufsausübung oder der Zeiteinteilung gehuldigt haben. Gemeinsam aber war allen ein tiefes Geheimnis, eine seelische Verfassung, die OBRECHT zusammenfaßt in die 4 Begriffe des Frohsinns, der Abgeklärtheit, der Demut und der Güte. Seelische Belastungen verlieren an Gewicht, wenn die Verantwortung einer höheren Macht, die das Schicksal der Menschen lenkt, übertragen wird. Der tiefgläubige, religiös eingestellte Mensch empfindet solche Spannungen nicht. Er führt ein Leben ohne Angst.

Ich möchte schließen mit einem Wort von FICHTE:

Der Mensch soll arbeiten, aber nicht wie ein Lasttier, er soll angstlos mit Lust und mit Freudigkeit arbeiten und Zeit übrig behalten, seinen Geist und sein Auge zum Himmel zu erheben, zu dessen Anblick er gebildet ist."

6. Konstitution und Krebs (Literatur dazu s. S. 163)

Über das Gebiet „Konstitution und Krebs" finden sich in der Literatur nur wenig Arbeiten, obwohl wir wissen, daß die bösartigen Geschwülste keine lokale, sondern eine allgemeine Erkrankung sind und somit mit dem ganzen Organismus und damit seiner Konstitution in Beziehung stehen. Man hat sich zwar mit der chemischen Konstitution synthetisch hergestellter karzinogener Substanzen beschäftigt, nicht aber mit der Konstitution des Menschen und der jeweiligen Stärke seiner spezifischen und unspezifischen Abwehrkräfte. Es wird deshalb unsere Aufgabe sein, mit der Reaktionstypenlehre zu erforschen suchen, ob der eine oder andere Konstitutionstyp mehr oder weniger häufig erkrankt, bestimmte Erkrankungen häufig mit Krebs vergesellschaftet vorkommen und ob aufgrund der Untersuchungsergebnisse Krebsprophylaxe möglich ist.

Um späteren Anfragen bzw. der Reaktionstypenlehre den Wind aus den Segeln zu nehmen, möchte ich betonen, daß erst 10 Jahre nach meinem 1. Vortrag über diese Konstitutionslehre auf einer Tagung in Kissingen 1936 Herr CURRY seine K- und W-Typen veröffentlicht hat, die in jeder Hinsicht meinen A- und B-Typen entsprechen. CURRYS Typen stellen damit eine Bestätigung meiner Reaktionstypenlehre dar.

Und nun zurück zu unserem Thema. Betrachten wir einmal die Anamnese unserer Karzinomkranken, so zeigen sich folgende interessante Tatsachen: Es ist eigenartig, daß Karzinomträger in ihrer Kindheit nur wenige und leichtere Infektionskrankheiten überstanden haben als andere Nichtkrebskranke. SCHMIDT fand schon 1910 unter 241 Krebskranken 180 Patienten (also 74 %), die keine Infektionskrankheiten durchgemacht hatten. Nach ihren Krankheiten gefragt, waren sie stets gesund gewesen. Sie hatten nie fieberhafte Krankheiten überstanden. Auch beobachtete SCHMIDT, daß es bei der Pockenimpfung seiner Karzinomkranken nur in 32 % der Fälle zum Entstehen einer Pustel kam. 1948 betonte er aufgrund einer weiteren Erfahrung als Leiter zweier Universitätskliniken in der 2. Auflage seines Werkes „Therapie und Prophylaxe innerer Krankheiten" das seltene Vorkommen von

Geschwülsten bei der „Diathesis inflammatoria", wie er die Reaktionsweise unseres Konstitutionstypus „B" nannte. 1929 bestätigte Braunstein die früheren Untersuchungen von Schmidt an seinem eigenen Krankengut. Auch er fand, daß der größte Teil seiner Karzinomkranken keine fieberhaften Krankheiten überstanden hatte. 1934 berichtete P. Engel aus der II. Chirurgischen Universitätsklinik in Wien: „Bei genauer Erhebung der Anamnese fanden sich unter 300 Patienten mit Nichtkrebserkrankungen nur 16, welche nie eine Infektionskrankheit durchgemacht hatten, unter 300 Krebskranken dagegen 113." Sehr kritische Untersuchungen von Sinek kamen zu gleichen Ergebnissen. 1941 sprach Feld von einer leeren Anamnese seiner Karzinomkranken.

Nach Ungar kommt es, wie ihm Linder (New York) mitteilte, bei hyperergischen B-Reaktionstypen bei Berühren von Rhus toxicodendron zu schwerster Dermatitis. Bei Karzinomatösen sah dagegen Linder meist nur schwache oder überhaupt keine Hautreaktionen auftreten. Auch Feyrter und Kofler beobachteten 1933 eine wesentlich herabgesetzte Neigung zu allergisch-entzündlichen Erkrankungen bei Patienten mit Rektumkarzinom. 1954 haben Kofler und Husarek bei Untersuchungen an 120 Kranken (40 mit Rhinitis vasomotorica — meist B-Reaktionsweisen; 40 mit Nasenpolypen — fast immer B-Reaktionsweisen; 40 mit Nasenkrebs — häufig A-Reaktionsweisen) mitgeteilt, wobei sich ebenfalls bei den Krebskranken nur geringe Neigung zu allergischen Erkrankungen und Infektionskrankheiten fand. Mit Recht betont allerdings Ungar, daß die Aufteilung solcher Statistiken sehr schwierig sei, denn es komme ja nicht nur auf die Zahl der durchgemachten Infektionskrankheiten, sondern vor allem auch auf die Stärke des Exanthems und die Höhe der Fieberreaktion an. Gelegentlich der von Selawry und mir geleiteten Tagung über „Körpereigene Abwehr und bösartige Geschwülste" 1955 in der Weserberglandklinik, Höxter, wies Hartl in einer Diskussionsbemerkung auf die interessanten Untersuchungen seines Mitarbeiters Rückheim hin. Rückheim fand bei 150 Krebskranken eine auffällige Häufung von A-Typen; bei 30 Myomen und 60 Entzündungen eine deutliche Verschiebung nach der entgegengesetzten Seite, also den B-Typen. Aber nicht nur bei der funktionellen Betrachtungsweise, sondern auch bei der morphologischen Betrachtungsweise hatte Hartl bei anthropometrischen Messungen an 50 Karzinomkranken ähnlich interessane Verhältnisse gefunden. Es zeigte sich eine deutliche Verschiebung zugunsten des asthenischen und gemischtasthenischen Habitus, so daß also die Karzinomkranken auch nach diesen morphologischen Untersuchungen zum großen Teil zu dem anthropometrisch faßbaren asthenischen Habitus gehören. Wir finden also auch hier Hinweise auf den A-Typ.

Nach all diesen Untersuchungen müssen wir Patienten vom Reaktionstyp A, die keine oder wenig Infektionskrankheiten durchgemacht haben, für karzinomgefährdet ansehen und sie, wenn möglich, krebsprophylaktisch behandeln. Wenn Bilroth aufgrund dieser eben angeführten klinischen Beobachtungen wegen Fehlens von Infektionskrankheiten die Worte aussprach:

„Es ist nicht anders, als gehöre zur Aquisition eines Karzinoms ein Übermaß von Gesundheit", so möchte ich doch gerade das Gegenteil behaupten. Die bisherige Scheingesundheit des Karzinomkranken entsteht durch die nur gering sichtbare, weil schlechte Abwehr des Organismus. Vor allem zeigen uns diese klinischen Beobachtungen, wie falsch es ist, schon bei leichten Infektionskrankheiten oder Entzündungen das große Geschütz der Antibiotika oder Sulfonamide aufzufahren. Wir sollten vielmehr ruhig den Organismus etwas kämpfen lassen und evtl. durch ein Überwärmungsbad dabei noch unterstützen, damit er zu gegebener Zeit auch bei dem sich im Laufe von Jahren und Jahrzehnten langsam entwickelnden Karzinom rechtzeitig die spezifischen und unspezifischen Abwehrkräfte bildet, um so vielleicht ganz das Entstehen einer Geschwulst zu verhindern.

Lassen Sie mich jetzt Ihre Aufmerksamkeit neben der Anamnese noch auf einen anderen Faktor lenken: auf die Bedeutung der innersekretorischen Drüsen, deren Funktion ja auch mit der Konstitution zusammenhängt. Betrachten wir einmal jene Erkrankung, die besonders bei der B-Reaktionsweise vorkommt, die Basedowsche Schilddrüsenerkrankung, so ergeben sich ähnliche Zusammenhänge. Auf der 4. Jahrestagung des deutschen Zentralausschusses für Krebsbekämpfung und Krebsforschung haben der Pathologe WALTHARD und die Chirurgen HUBER, NÄGELI, BREITNER und DESAIVE darauf hingewiesen, daß Krebs mit Überfunktion der Schilddrüse selten vorkommt. Über ähnliche Beobachtungen berichten NIEDERMAYER, STÖGER, JORDE, DOMAGK und FROMME. KURTEN nennt die essentielle Hypertonie, die ja auch vor allem beim B-Typ vorkommt, und die Basedowsche Erkrankung *Krankheiten*, die mit *„das Krebstum hemmenden Faktoren"* einhergehen. Hinsichtlich der theoretischen Grundlagen bezüglich der Beziehung zwischen Schilddrüse und Karzinom verweise ich auf den Beitrag von BAUER „Zur Wechselwirkung zwischen Tumoren und Schilddrüse". Ebenso wichtig ist die Arbeit von HUBER, SCHWEPPENHEIM, STRAKE „Tumorwachstum und Nebenniere" (DMW 1956, 10). Auch ZABEL schreibt in seinem Buche „Die zusätzliche Therapie der Geschwulsterkrankungen" auf S. 44, Absatz 37: „Aus dem Bereich des Endokrinen ist im Zusammenhang mit dem Karzinom aufgrund praktischer Erfahrung darauf hinzuweisen, daß uns ein erhöhter Grundumsatz (B-Typ!) bessere Verlaufsformen beim Karzinom beobachten läßt. Dabei ist die Frage offen, ob diese vermehrte Funktion der Schilddrüse durch die Schilddrüse selber bedingt ist, oder ob hier die Funktion des thyreotropen Hormons der Hypophyse die Beobachtung erklärt ... Nach wie vor scheint es sicher zu sein, daß, wenn leichte hyperthyreotische Erscheinungen klinisch beobachtet werden, Verlaufsformen und Therapiemöglichkeiten sich verbessern."

Zum Schluß möchte ich noch kurz einige Worte zur Krebsprophylaxe anfügen, die sich zwangsläufig aus unseren Ausführungen ergeben. Schon DOMAGK hat 1936 in dieser Hinsicht auf die Steigerung und Regelung des normalen Stoffwechsels durch eine zweckmäßige Ernährung, täglich körperliche Bewegung und warme Bäder hingewiesen. Er empfahl eine gemischte

Gemüse-Obst-Diät mit magerem Fleisch, keinesfalls reiner alkalischer, vegetarischer Kost. Das würde auch mit der Wasserstoffionenkonzentration beim gefährdeten A-Typ übereinstimmen. In dieser Hinsicht empfehlen wir eine saure Kost für den A-Typ, um das pH nicht noch mehr nach der alkalischen Seite zu verschieben. Vor allem hat sich der morgendliche Haferbrei bewährt.

7. Konstitution und Dyspepsie (Literatur dazu s. S. 163)

Dyspepsie heißt Mißverdauung. Wir verstehen darunter einen Beschwerdekomplex, der als Früh- oder Begleitsymptom bei verschiedenen Krankheiten wie Colitis idiopathica, Colitis ulcerosa, der Subpankreatitis nach KATSCH, der europäischen Sprue nach HANSEN, der hypophysären Kachexie, der perniciösen Anämie, bei den von LANGE beschriebenen Krankheitszeichen der Überarbeitung, bei der „Managerkrankheit", bei dem gastrokardialen Symptomenkomplex u. a. m. auftritt. Aber auch als selbständiges Krankheitsbild kann sich dieses Frühstadium langsam zu dem ausgesprochenen Symptomenkomplex der Gärungs- oder Fäulnisdyspepsie entwickeln. Dieses Frühstadium ist häufiger als das Magen-Darm- und Zwölffingerdarmgeschwür, wird in der Praxis meist falsch gedeutet, mit der üblichen kohlehydratreichen Schonkost behandelt und dadurch nur noch verschlimmert. Um eine klare Übersicht über Diagnostik und Therapie und anschließend eine eingehende Darstellung von Vorgeschichte und Befund zu bringen, sei zunächst an der Krankengeschichte einer Krankenschwester gezeigt, wie schwierig sich eine Behandlung gestaltet, wenn man die Diät als Arzt nicht richtig angibt. Nach einer kurzen ersten Anfrage bei mir hatte ich die Patientin wegen Verdacht auf Dyspepsie bei einem A-Reaktionstyp um weitere Angaben gebeten.

Die Krankenschwester schrieb mir noch folgendes:

„Ihre Diagnose Blähsucht, subvitaminöse Gastro-enteritis mit gärungsdyspeptischem Einschlag stimmt und ist mir schon lange bekannt. Wichtig ist hierbei der Einfluß der Autointoxikation vom Darm aus auf die innersekretorischen Drüsen. Daher wird das Krankheitsbild primär häufig als „endokrine Störung, hypophysäre Kachexie usw." bezeichnet. Dementsprechend wurde ich mit Hormoninjektionen behandelt (Präphyson, Preloban, Nikobion u. a. m.); für mich eine große Quälerei, denn die Magen-Darm-Beschwerden blieben bestehen und wurden natürlich sekundär auf die endokrinen Störungen zurückgeführt. 1932 wurde ich wegen Entartung eines Teils des Darmes nach schwerer Kolitis operiert. Ich muß noch nachtragen, daß ich 1918 eine nicht erkannte Ruhr mit schleimig-blutigen Stühlen und Koliken durchgemacht habe. Im Jahre 1936 stellte sich plötzlich starke Abmagerung (20 Pfund) mit vermehrten Magen- und Darmbeschwerden ein, wahrscheinlich durch große Überanstrengung. Die Mahlzeiten nahm ich nur unregelmäßig ein; es gab viel Nachtarbeit. So war mir ein Zusammenbruch ganz erklärlich. Der Arzt stellte jedoch wegen der starken Abmagerung, des fahlgelben Aussehens, der Magenbeschwerden und der aufhörenden Menses, die Diagnose „hypophysäre Kachexie'. Der Chef gab mir 6 Wochen lang ausschließlich vegetarische und **Rohkost** (!). Hierdurch verschlechterte sich das Krankheitsbild zusehends. Der praktische Arzt sagte damals zu meinem Bruder: ‚Nehmen Sie doch lieber Ihre Schwester aus der Arbeit heraus, denn es dauert höchstens noch ½ Jahr, dann ist sie tot'. Ich habe dann aber noch 3 Jahre durchgehend gearbeitet, allerdings *ohne Hormoninjektionen* mit einer mir bekömmlichen *kohlehydratarmen, eiweißreichen Kost*, auf die ich langsam von selbst gekommen bin. Die vielen Medikamente die mir verordnet wurden und meinen Magen nur belasteten, habe ich bald weggelassen. Trotz der vielen Arbeit habe ich mich in diesen 3 Jahren sehr wohl gefühlt. Im Jahre 1939 bekam ich leider eine schwere Grippe mit über 40° C Fieber. So kam es zu einem schweren Zusammenbruch, von dem ich mich nicht mehr erholen konnte. Dezember 1939 wurde ich dann wegen zunehmender Abmagerung, starken Kopfschmerzen und Schwindel zur nervenärztlichen Untersuchung zwecks Feststellung eines ‚Hypophysentumors' überwiesen. Nach vielen Untersuchungen lautete schließlich die Diagnose ‚nervöser Erschöpfungszustand nach Grippe'. Im März 1940 wurde ich, da die Kopfschmerzen und der Schwindel mit der damals einsetzenden Kälte sich verschlimmerten, erneut in eine Nervenklinik eingewiesen. Kälte steigerte immer die Beschwerden. Die Nervenklinik jedoch überwies mich wegen angeblich endokriner Störungen an die innere Klinik. Der systolische Blutdruck betrug 90 mm Hg. Die Therapie war wieder dieselbe, eine Quälerei. Sie bestand in täglichen Gaben von 1 Spritze Präphyson, 6 Tabletten Prelobam, 2 ccm Campolon, reichlich Traubenzucker und leider wieder **Rohkost** (!). Diese Behandlung führte zu Erbrechen und großer Erschöpfung. Man verlegte mich deshalb in ein Kurheim zur Psychotherapie. Der Arzt ließ das mir von der inneren Klinik verordnete Insulin weg, sowie die Hormonspritzen. Ich war damals bei einer Größe von 164 cm bis auf 31 kg (!) abgemagert. Rückverlegung in die Medizinische Universitätsklinik und wieder bekam ich die gleichen Medikamente und **Rohkost** (!). Trotz 3fach positiver Gärungsprobe erhielt ich nur Magnesium perhydrol und Combicym, *ohne Änderung der Diät.* Es trat keine Besserung der Beschwerden ein. Besonders störte mich Luftaufstoßen und starke Blähungsbildung. Bei Erbrechen und Blähungsabgang Erleichterung. Ich hatte *starkes Verlangen nach Salz.*"

Soweit die sehr charakteristische Schilderung eines Laien über den noch weiter zu analysierenden Beschwerdekomplex. Die Vorgeschichte der Dyspepsie reicht fast immer viele Jahre zurück. Am Anfang der zunächst remittierend auftretenden Beschwerden steht häufig eine überstandene schwere Darmerkrankung, z. B. Ruhr oder Durchfälle, die mit Verstopfung abwechseln, oder eine Hepatitis. An Dyspepsie leiden meist Menschen mit unregelmäßiger Lebensweise wie Vertreter, Großindustrielle, Einkäufer, „Managertypen" u. a. m. Häufig erfährt man auch, daß der Kranke sich einseitig ernährt hat; sei es aus Überzeugung (Rohkost beim Vegetarier oder aus äußeren Gründen, z. B. Metzger, Bäcker, Leute mit unregelmäßig eingenommenem Gasthausessen) oder aufgrund einer lange Zeit durchgeführten kohlehydratreichen Schonkost wegen eines „schwachen" Magens. Allgemein geht aus der Vorgeschichte der chronische Charakter des Leidens hervor. Typisch ist, daß die Patienten von Arzt zu Arzt wandern wegen eines „nervösen" Magenleidens. Die Patienten schieben vielfach bei gemischter Fleisch-Brot- oder Fleisch-Kartoffel-Ernährung die Beschwerden dem Fleisch zu. Die Kartoffel wird in diesem Fall als leicht verdauliche Kost angesehen. Erst die mikroskopische Untersuchung des Stuhls zeigt, daß das Gegenteil der Fall ist, d. h. keine Fleischfasern, sondern schlecht verdaute Kohlehydratreste gefunden werden.

Im Vordergrund des Beschwerdebildes steht neben Diarrhoen meist das Geblähtsein. Die Patienten klagen über polternde gurrende Geräusche im Leib und über lästiges Druck- und Völlegefühl im ganzen Oberbauch, besonders links, das vor allem nach Aufnahme von kalten Speisen (kaltem Bier, Speiseeis) oder auch schlechtem Fett auftritt. Der Sitz der Schmerzen, die oft schneidenden Charakter annehmen, ist vorwiegend der linke Oberbauch, kann aber auch nach rechts wandern, entsprechend der Flexura coli sinistra oder dextra. Der für die Dyspepsie typische Enteritisschmerz setzt mehrere Stunden nach der Hauptmahlzeit (später als der Ulcus-duodeni-Schmerz) ein, d. h. in den Nachmittagsstunden, wenn die Hauptmahlzeit mittags genommen wird, und in den Abend- und Nachtstunden, wenn die Arbeitsverhältnisse eine spätere Hauptmahlzeit bedingt. Dabei wird ein typisches Kullern verspürt (Gasansammlung mit dünnflüssigem Darminhalt). In einigen Fällen traten bedrohliche Beklemmungsgefühle über der Brust, Herzdruck und Schmerzen in der linken Brustseite auf, die in den linken Arm ausstrahlten.

Oft klagen die Kranken über lästiges Luftaufstoßen, das nicht durch Luftschlucken, sondern durch Gasbildungen im Magen bedingt ist. Vor dem Ruktus, der Erleichterung verschafft, wird zur Erzeugung desselben häufig etwas Luft geschluckt. Ein Teil der Patienten leidet unter heftiger Flatulenz. Die Winde gehen in leichten Fällen schubweise ab und können nicht angehalten werden. Oft kommt es beim Abgang feuchter Blähungen zum „Klecksen", d. h. Beschmutzen der Unterwäsche. Bei einem anderen Teil der Patienten stauen sich die Blähungen. Die Druckbeschwerden steigern sich dann bis zur Unerträglichkeit. Auf dem Höhepunkt kommt es zu einem plötzlichen starken Durchfall, wobei die Gase mitentleert werden. Danach fühlt sich der Patient erleichtert. Zahlreiche Durchfälle wechseln mit kurzdauernder Verstopfung. Letztere beherrscht bei den erstgenannten Patienten das Bild. Typisch ist für beide Patientengruppen, daß sie sich nach einer solchen gründlichen Entleerung „fast wieder gesund" fühlen. Der Ernährungszustand hat bis dahin meist wenig gelitten. Neben den geschilderten Symptomen klagen die Patienten über Völlegefühl schon bald nach Nahrungsaufnahme, große Müdigkeit, Kopfschmerzen, Schwindel und Reizbarkeit. Nicht selten finden sich Angaben über herabgesetzte Potenz und Neigung zu Erkältungskrankheiten (fast immer kalte Füße). Bei kalter Witterung tritt oft eine Verschlimmerung der Beschwerden auf; ebenso bei vermehrtem Nikotingenuß. In 2 Fällen meines Krankengutes wurde Unsicherheit beim Gehen bei Nacht angegeben. Häufig wechseln Heißhunger und Appetitmangel.

Das Beschwerdebild hat folgenden objektiven Befund (aus 100 Krankengeschichten zusammengestellt): Die Haut ist häufig blaßgelb. Das Gebiß zeigt mangelhafte Kauflächen, meist fehlen Backenzähne. Das Herz ist quergestellt. Im ganzen Oberbauch Tympanie. Im Bereich des geblähten Oberbauches sind auskultatorisch lebhafte Darmgeräusche wahrnehmbar. Eine bei Gallenblasenextirpation vorgefundene, mit Steinen gefüllte Gallenblase ist nicht immer die Ursache für die Beschwerden im Oberbauch, besonders wenn schon einige Wochen nach der Operation erneut die Beschwerden einsetzen. Die der Operation folgende Hungerperiode kann auf eine bestehende Blähsucht günstig einwirken. Bei der Dyspepsie des A-Reaktionstyps finden sich meist hellgelbe, dünnflüssige, schaumige Gärungsstühle. Erst bei der speziellen Frage nach der Konsistenz erfährt man, daß der Stuhl „breiig" ist. Schon seit Jahren haben die Patienten keinen geformten Stuhl mehr gehabt und glauben, daß der Gärungsstuhl normal sei. Die Dyspepsie weist in späteren Stadien charakteristische Blutveränderungen auf. Sie bestehen in einer leichten, meist hyperchromen Anämie mit einer angedeuteten Leukopenie von 3000—4000 Leukozyten. Differentialdiagnostisch muß auch an die perniziöse Anämie gedacht werden, die als erstes Sympton eine Dyspepsie haben kann. Die Blutzuckerkurve ist beim A-Typ flach. Im Urin ist bei Fäulnisdyspepsie in 20 % der Fälle Indikan positiv. Urobilinogen ist vielfach auch bei Gärungsdyspepsie in der Hälfte der Krankheitsfälle positiv. Die Röntgenuntersuchung ergibt oft einen für den A-Typ physiologischen ptotischen Magen mit großer Magenluftblase sowie leichte Gastritis. Bei häufig beschleunigter Darmpassage wird stets eine Enteritis nachgewiesen, z. T. aber auch nur Passagebeschleunigung im Dickdarm und Gasvermehrung im Kolon. Weitere Einzelheiten müssen in meinem Buche „Konstitution und Dyspepsie", Hippokrates-Verlag, Stuttgart, nachgelesen werden, besonders die bakteriologischen Untersuchungsergebnisse. Die Befunde stützen sich auf die Analyse von 100 Krankengeschichten.

Eine Dyspepsie kann auch als Herd angesehen werden. Wie oft wirkten beim A-Typen mit hartnäckigem Gelenkrheumatismus die Wärmemaßnahmen erst nach Beseitigung der Dyspepsie! Wie oft wird auch die Dyspepsie zum Schrittmacher des Karzinoms.

Während es bei der Stellung der **Diagnose** nur darauf ankommt, ein „nervöses" Darmleiden und ein Ulkus auszuschalten, ist es bei der **Behandlung** grundlegend verschieden, ob wir ein Ulkus oder eine Dyspepsie beim A-Typ vor uns haben. Eine falsche Diagnose rächt sich durch die Gabe der üblichen kohlehydratreichen Magen-Darm-**Schon**kost bitter. Wer außerdem glaubt, den dyspeptischen Symptomenkomplex nur mit Medikamenten und **ohne** eine sorgfältige Diät behandeln zu können, wird nie zu einem Dauererfolg kommen.

In der **Behandlung der Dyspepsie** steht an erster Stelle eine individuelle, auf der Konstitution des einzelnen Kranken aufgebaute Diät und die richtige Abstufung von Ruhe und Bewegung. An zweiter Stelle kommen in einem Kurort die Verwendung der Heilquellen und des Klimas in Frage und erst an dritter Stelle die Medikamente.

Zunächst ist zur Diät folgendes zu sagen: Der A-Typ neigt infolge seiner schlechten Kohlehydrattoleranz zur Gärungsdyspepsie, der B-Typ eher zur

Fäulnisdyspepsie. Diese Tatsache findet in der jeweils besonderen Diätform für den A- und den B-Typ ihre Berücksichtigung. Der an Gärungsdyspepsie erkrankte A-Typ erhält in erster Linie eine Eiweißdiät. Die Fettmenge richtet sich nach dem Grade der Fettresorptionsstörung. Der A-Typ sollte an Kohlehydraten zunächst nur Reis — keine Kartoffeln — erhalten. Bei einer individuellen Therapie des A-Typs muß auch an eine evtl. Allergie gegen Eier, Spinat, süße Milch u. a. m. gedacht werden.

Neben der Konstitution bestimmen die jeweiligen Darmfloraverhältnisse die Diät. Die Darmflora läßt sich diätetisch beeinflussen durch

a) einseitiges Nahrungsangebot,
b) durch eine kurze Fastenkur zu Beginn der Behandlung und
c) durch Sauerkrautwasser.

Zu a): Die Gärungserreger werden durch eine reine Eiweißnahrung beim A-Typ verdrängt.

Zu b): Ein wirksames Mittel, um eine veränderte Darmflora zur Norm zurückzubringen, ist das Fasten, das in Form einer 1- bis 6tägigen Fastenkur jede diätetische Behandlung der Dyspepsie einleitet. Der A-Typ fastet kürzer als der B-Typ.

Zu c): Außer der Fastenkur übt das Sauerkrautwasser eine für den Heilungsprozeß günstige Wirkung auf die Darmflora aus. Das Sauerkrautwasser wird neben der Grunddiät (zu jeder Mahlzeit ein Gläschen voll, das schluckweise zum Essen getrunken wird) gegeben. Sauerkrautwasser vermag die Therapie vor allem dann wirksam zu unterstützen, wenn es sich um eine starke Vermehrung pathologischer Kolikeime handelt. Diese zunächst rein klinischen Beobachtungen konnten durch bakteriologische Arbeiten von BRAUN und EULER bestätigt werden. Ähnlich wie das Sauerkrautwasser wirken auch Präparate des Lactobacillus acidophilus.

An Gemüsen sind gestattet: Karotten, junge Möhren, Blumenkohl, Spinat, Spargelspitzen, doch gibt es auch hier ab und zu eine Überempfindlichkeit, so daß jede andere Speise nur jeweils an einem Tage als einzig neue Zulage hinzugefügt werden darf. Treten dann Beschwerden auf, so muß als Ursache derselben, diese von jenem Tage neu hinzugefügte Speise in Zukunft noch einige Zeit weggelassen werden.

Wie wichtig schließlich die Kochsalzgaben bei A-Typen sind, beweist uns die erfolgreiche Behandlung eines 21jährigen Studenten mit einer Colitis gravis ulcerosa und einer hochgradigen Gärungsdyspepsie. Über $1/4$ Jahr war der Patient in einer Klinik wegen der starken zunehmenden Anämie mit 19 (!) Bluttransfusionen, medikamentös, diätetisch (**salzarm!!**) völlig erfolglos behandelt worden. Erst durch eine kochsalzreiche (anfangs wurde neben intravenösen Kochsalzgaben zusätzlich Kochsalz in Oblaten verabfolgt), nach den Richtlinien der Gärungsdyspepsie-Therapie aufgebauten Diät gelang es, bei diesem A-Typ schon nach 10 Tagen **ohne weitere Maßnahmen** den Patienten beschwerdefrei mit täglichen regelmäßigen, blutfreien, geformten Stühlen zu entlassen.

Ein charakteristisches Zeichen für die beginnende Besserung ist das selbständige Abgehen der Winde.

Süßigkeiten, besonders der gewöhnliche raffinierte, weiße Zucker, wird im Gegensatz zu Honig schlecht vertragen. Kartoffeln nicht zu früh geben! Im allgemeinen werden nach 2—3 Wochen sehr strenger Diät folgende Nahrungsmittel vertragen: Fleisch, Geflügel, rohe Eidotter, Reis, Knäckebrot, Möhren, Spinat, Blumenkohl, Schwarzwurzeln, gekochte Tomaten ohne Schalen, etwas später Salat und Honig. An Milchprodukten ist schon von Beginn der Behandlung an Quark und Schmelzkäse gestattet. Süße Milch bleibt noch lange verboten, ebenso sämtliche Kohlarten, frisches Bort, Brötchen, Kuchen und Backpulverwaren.

Nun zur **Bewegungstherapie und Heilquellenbehandlung.** Schon BECHER schreibt in seiner Studie „Pathogenese, Symptomatologie und Therapie der intestinalen Autointoxikation": „Wir wissen aus Beobachtungen am Tier und am Menschen, daß Mangel an Körperbewegung zu einer stärkeren Produktion an Darmgiften führt." Die Bewegungsbehandlung soll man jedoch nicht dem Patienten überlassen. Hier sollte sich vor allem der Badearzt mit der praktischen Durchführung selbst beschäftigen, wie ich es in meinem Heftchen „Lachen macht gesund, fröhliche Morgengymnastik" angegeben habe. In Bad Homburg hat sich unter den Heilquellen besonders der Elisabethenbrunnen bewährt; der Kochsalzgehalt entspricht einer physiologischen Kochsalzlösung. Vor dem Trinken entfernt man die gasförmige Kohlensäure des Brunnens durch Umrühren.

Schließlich müssen wir noch die **physikalische und medikamentöse Therapie** besprechen. In meiner Arbeit „Reaktionstypen und Hydrotherapie", Fortschritte der Medizin, 1959, wurde gezeigt, daß der A-Typ Kälte schlecht, der B-Typ dagegen sehr gut verträgt. Aus diesem Grunde geben wir dem an Dyspepsie erkrankten A-Typ morgens ein warmes Bad von 36—37⁰ C. Darauf folgt Bettruhe mit Wärmeanwendung auf den Leib.

Entstandene Gase können im Magen- und Darm-Kanal durch verschiedene Substanzen absorbiert werden: Tierkohle, Heilerde, Heislersche Kaffeekohle. Auf eine Behandlung mit Sulfonamiden oder Antibiotica verzichten wir auch in schweren Fällen.

Zur Linderung der Blähungsbeschwerden geben wir einen Antiblähungstee „Vier-Winde-Tee" morgens und zur Vesperzeit. Steigern sich die Blähungen bis zu Angina-pectoris-Anfällen, so werden wir eine Kamillendarmspülung (nicht Einlauf!) durchführen. Auf Combicym und Luicym konnten wir meist verzichten, dagegen empfehle ich sehr das Eugalan und das Eugalein der Firma Töpfer als Morgentrunk. Waren die Beschwerden besonders im rechten Oberbauch, so gaben wir gerne Lycopodium D 4 oder D 6, 3mal täglich auf den leeren Magen.

8. Umstrittene Heilverfahren (homöopathische und biochemische Heilweise)

So manchem Leser mag es merkwürdig oder gar befremdend erscheinen, daß ein früherer Ordinarius sich mit umstrittenen Heilverfahren beschäftigt hat, denn das Gebiet dieser Heilmethoden wird an den Universitäten in den Pflichtvorlesungen über allgemeine und spezielle Therapie nicht gelehrt. Der Student erfährt nur gelegentlich in der Vorlesung über gerichtliche Medizin oder an vereinzelten Universitäten in einer Privatvorlesung über „Homöopathie" über diese weniger geübten Heilmethoden. Erst wenn der Arzt in der Praxis steht, muß er — häufig veranlaßt durch den Heilerfolg eines Laienbehandlers — notgedrungen die Bekanntschaft mit diesem oder jenem Außenseiterverfahren machen. Der Allgemeinheit der Ärzteschaft aber blieb dieses Gebiet in den vergangenen Jahrzehnten fremd.

Auch als Sachverständiger vor Gericht kann man immer wieder Unkenntnis auf diesem so wenig beliebten Gebiet feststellen. Nur zu oft werden alle Außenseiterverfahren als Homöopathie bezeichnet. Jeder, der in der Praxis mit derartigen Methoden arbeitet — ob Arzt, ob Laie — gilt einfach als „Homöopath". Eine genauere Unterscheidung der einzelnen Verfahren nach den ihnen innewohnendem Wert oder Unwert, wie es bei einer gewissenhaften, unbedingt erforderlichen Sachkenntnis verlangt werden muß, wird häufig leider nicht getroffen. Aus diesem Grunde fühlte ich mich verpflichtet, mit meinem Mitarbeiter Riess folgende Außenseiterverfahren einer genaueren Prüfung zu unterziehen: Homöopathie, Biochemie, Baunscheidtismus, Chiropraktik, Säuretherapie, Ameisensäuretherapie, Spagyrik, Septelenopathie.

Bei meinen Bemühungen um eine kritische Prüfung dieser in meinem Buche „Umstrittene Heilverfahren", Hippokrates Verlag, Stuttgart, wiedergegebenen Ergebnisse sind mein Mitarbeiter Riess und ich auf große Schwierigkeiten gestoßen. Alle Außenseiter erheben von vornherein Anspruch darauf, daß gerade ihre Verfahren geeignet sind, die besten Heilerfolge zu erzielen. Sie verzichten dabei gerne auf einen gedanklichen Einbau in die Lehrmedizin und behaupten, im Interesse der leidenden Menschheit zu handeln. Schließlich sind es auch die von ihnen erzielten, oft verblüffenden Heilerfolge, die uns zwingen, uns mit diesen Verfahren zu beschäftigen, um mit Bircher-Benner zu reden, „das Körnchen Wahrheit in der Schuttmasse zu suchen". Die größte Schwierigkeit jedoch, die sich uns bei Bewertungsversuchen entgegenstellte, lag in der **Beurteilung des Heilerfolges.**

Wir kennen eine Heilung auch der schwersten Erkrankungen ohne unser Zutun (siehe B 9) — die **Spontanheilung.** In diesem Falle wird das Heilbestreben der Natur von selbst in die richtigen Bahnen gelenkt. Ob es in diesem oder jenem Falle zu einer Spontanheilung kommen wird, kann nur nach eingehender Diagnosestellung, guter Beobachtung des Kranken und richtiger Beurteilung des Reaktionszustandes des Organismus (siehe Abschnitt B 7) im Sinne der Bedeutungsdiagnose (Grote) entschieden werden.

Wir sollten uns jedoch nie auf die Aussicht, eine Spontanheilung zu erreichen, verlassen. Sonst werden wir zu therapeutischen Nihilisten.

Neben der Tatsache der Spontanheilung muß der **suggestive Einfluß des Heilbehandlers** berücksichtigt werden. Viele sogenannte Wunderheilungen sind auf diese Weise zu erklären. Eine zur Ausheilung der Erkrankung führende Behandlung sagt uns deshalb noch lange nichts über die Wirksamkeit des gerade zufällig gegebenen Heilmittels oder der angewandten Heilmaßnahme aus. Für die Bewertung eines Heilerfolges kommt es stets darauf an, ob ich ihn vom Standpunkt des kritischen Wissenschaftlers oder dem des nur auf Heilung bedachten Arztes aus zu beurteilen habe. Der Arzt soll und darf mit der suggestiven Kraft rechnen, muß an sie aber bei der Beurteilung des Heilerfolges denken, der Wissenschaftler dagegen muß mit seinem Urteil über die Wirkung eines gegebenen Heilmittels diese Suggestionskraft ausschalten. Er muß versuchen, durch objektive Befunde (Blindversuch!) eindeutige Beziehungen zwischen Heilmittel und Heilerfolg herzuleiten.

Neben der Spontanheilung und der Suggestionskraft der Menschen haben wir noch die Tatsache zu berücksichtigen, daß es Krankheiten gibt, die einen ihnen eigenen jahreszeitlich bedingten Verlauf haben. Ich erwähne nur das Zwölffingerdarmgeschwür, das im Frühjahr mit großen Schmerzen beginnt, sich im Sommer von selbst bessert und im Herbst von neuem anfängt. Derjenige, der im Sommer behandelt, wird die Beschwerdefreiheit auf das von ihm verordnete Heilmittel beziehen, obwohl der Heilerfolg ursächlich nicht auf die Verordnung des Heilmittels zu beziehen ist. In diesem Zusammenhang verweise ich auf die einschlägigen metereo-biologischen Arbeiten von de Rudder.

Wollen wir eine Heilweise auf ihren therapeutischen Wert untersuchen, so sollten wir nicht nur am gesunden und kranken Tier, sondern auch am gesunden und kranken **Menschen** unsere Untersuchungen anstellen. Mir scheint es besonders wichtig, das genau nach Vorschrift verordnete Mittel am kranken Menschen anzuwenden und nach Einschaltung einer Vorbeobachtung ohne Mittelgabe die während der Behandlung aufgetretenen Veränderungen, die als Arzneimittelwirkung gedeutet werden könnten, genauestens zu registrieren. Die Auswertung am Menschen aber verlangt Kenntnisse auf allen Gebieten, nicht zuletzt die Berücksichtigung der Konstitution (siehe Abschnitt B 4—7).

Ist es möglich, unter Berücksichtigung des oben Gesagten, nach Ausschaltung aller evtl. heilende Mitursachen, Beziehungen zwischen Heilmittel und Heilreaktion durch objektive Befunde am kranken Menschen festzustellen, dann ist das erste Ziel erreicht, d. h. es sind Änderungen, die ursächlich mit dem Heilmittel und mit dem Erfolg in Verbindung stehen. Dieser Weg des Klinikers, sei er Chemo- oder Physikotherapeut, ist sehr mühevoll. Er gilt für die allopathische, homöopathische wie auch für die Verordnung physikalisch-therapeutischer Maßnahmen. Je genauer eine solche Maßnahme durchgeführt wird und je mehr objektive Beweise gefunden werden, desto besser ist es. Lieber weniger, aber genau skizzierte Einzelfälle, die eine **genügend lange Zeit kontrolliert worden sind,** als eine noch so große Zahl von Heilungen ohne solche Beobachtungen. Sagte doch schon mein verehrter Lehrer VON BERGMANN: „Unser bester klinischer Lehrmeister scheint mir oft nicht die so vieldeutige zielstrebige Statistik wegen der enormen Fehlerquellen für klinische Fragen, sondern die lehrreiche Anekdote des Einzelfalles".

Schließlich noch folgende Bemerkung. Es muß von jedem, der den Mut zu einer abfälligen Kritik über ein Heilverfahren der Lehrmedizin oder der Außenseiter hat, erwartet werden, daß er sich vorher über das Wesen der jeweiligen Methode eingehend unterrichtet und sie praktisch geprüft hat. Wie oft wird nur deshalb eine Methode oberflächlich abgelehnt, weil man die Mühe scheut, sich in das Heilverfahren einzuarbeiten. Auch das ist kritiklos und muß an den Pranger gestellt werden.

Nun zu den Heilverfahren selbst. Von den oben angeführten und von mir geprüften seien nur 2 häufig genannte herausgegriffen: die homöopathische Heilweise und die biochemische Heilweise.

Homöopathie

Für viele Ärzte ist die Homöopathie nicht mehr umstritten. Sie haben in ihrer Praxis mit dieser Heilweise Erfolge. Leider gibt es auch Kollegen, die ein oberflächliches Urteil abgeben, die Wirkung für suggestiv halten und das Ganze als eine Plazebotherapie ansehen. An diese Kollegen wende ich mich. Als Legitimierung für meine Kenntnisse auf diesem Gebiet darf ich erwähnen, daß ich mich der vorgesehenen Prüfung durch 2 homöopathische Ärzte nach Erfüllung der vorgeschriebenen Bedingungen unterziehen wollte, dann aber kurz vor dem Termin absagte, da man von mir verlangte, nach bestandener Prüfung 90 % meiner Patienten nur homöopathisch zu behandeln. Daß ich als Ordinarius für physikalische Therapie dieser Forderung nicht nachkommen konnte und ich keinen Wert auf das Aushängeschild „Homöopathischer Arzt" legte, verzichtete ich auf die Prüfung. Mir kam es auf die klinischen und wissenschaftlichen Kenntnisse an. Meine Ausbildung auf diesem Gebiet erhielt ich auf einer Abteilung der Medizinischen Universitätsklinik Frankfurt/Main, die Herr Prof. VOLHARD in großzügiger Weise einem seiner Assistenten und mir unter Führung des bekannten homöopathischen Arztes Dr. SCHIER überließ, der 3mal wöchentlich mit uns Visite machte. Später habe ich als Chef der inneren Abteilung des Kreiskrankenhauses Bad Homburg, mit Herrn Dr. MÜNCH, Bad Nauheim, als homöopathischem Arzt zusammengearbeitet.

Die homöopathische Heilweise hat im Laufe ihrer Entwicklung die verschiedensten Stadien durchlaufen. Als neues Heilprinzip von HAHNEMANN zu Beginn des 19. Jahrhunderts im Rahmen der damaligen wissenschaftlichen Medizin zuerst veröffentlicht, wurde sie trotz aller Bemühungen ernsthafter ärztlicher Vertreter rasch zum dogmatischen Lehrgebäude einer medizinischen Sekte gestempelt. Die Unduldsamkeit ihres Begründers und mangelndes Verständnis der exakt wissenschaftlich geschulten Ärzteschaft mögen zu dieser Entwicklung beigetragen haben. Nachdem nun in jüngster Zeit durch umfangreiche Forschungen bei beiderseitigem guten Willen eine weitgehende Annäherung zwischen Lehrmedizin und Homöopathie wieder erreicht worden ist, droht der zweifellos wertvollen Heilweise eine neue Gefahr. Dem Wunsche ihrer Patienten entgegenkommend, pflegen heute zahlreiche Ärzte, vielfach ohne allzugroße toxikologische Sachkenntnis und besondere Ausbildung, oft ziemlich wahllos „homöopathische Mittel" zu verordnen. In dieser Entwicklung liegt für ein so wichtiges, aber ebenso schwer zu erlernendes Heilprinzip die große Gefahr, daß es nach einer gewissen Modezeit in Mißkredit und schließlich in Vergessenheit gerät.

Nachdem sich die Vertreter der Homöopathie lange Zeit auf eine Unduldsamkeit seitens der naturwissenschaftlichen Medizin berufen konnten, wenn sie auf die noch immer ausbleibende Anerkennung zu sprechen kamen, so können sie es heute nicht mehr. MUCH, HONIGMANN und vor allem BIER haben durch ihre bekannen Arbeiten die Wege zur Verständigung weitgehend geebnet.

Die Homöopathie war durchaus nicht von vornherein zu ihrer isolierten Stellung verurteilt. Der approbierte deutsche Arzt und Dozent der medizinischen Fakultät Leipzig, Christian Friedrich Samuel HAHNEMANN, hatte ein regelrechtes Medizinstudium absolviert. Seine ersten Veröffentlichungen erschienen in der damals führenden wissenschaftlichen Zeitschrift „Hufelands Journal der praktischen Arzneykunde und Wunderarzneykunst". Es gibt keinen besseren Beweis für die Größe der Person HAHNEMANNs als den Ausspruch HUFELANDs: „Der Gegenstand wird um so wichtiger, wenn der Urheber ein Mann ist, dem wir unsere Achtung nicht versagen können, und daß dies bei Herrn HAHNEMANN der Fall ist, wird wohl niemand leugnen können, am wenigsten der, der ihn nicht erst von gestern kennt, wie dies der Fall bei dem Verfasser dieses Aufsatzes ist, der ihn schon länger als 30 Jahre durch freundschaftliche und literarische Verhältnisse jederzeit als einer unserer ausgezeichnetesten und originellsten Ärzte geschätzt hat."

Nach seiner 1. Veröffentlichung des neuen Heilprinzips in Hufelands Journal hat HAHNEAMNN die von ihm sogenannte „Homöopathik" weiter entwickelt und in seinem Werke „Organon der Heilkunst" im Jahre 1810 niedergelegt.

Seit HAHNEMANN haben sich die Grundlagen der Homöopathie wenig geändert. Sie lassen sich immer noch in 3 Begriffe zusammenfassen:

1. der Ähnlichkeitsregel,
2. dem Arzneimittelversuch am Gesunden und
3. der Lehre von der Wirksamkeit des Arzneimittels in kleinster Dosis.

Der wichtigste Bestandteil der Homöopathie, mit welcher sich HAHNEMANN nach seinen eigenen Angaben im Gegensatz zur Hochschulmedizin stellte, war die **Ähnlichkeitsregel.** Sie besagt, daß solche Stoffe, die in hohen Gaben verabfolgt, gewisse Krankheitssymptome am gesunden Menschen erzeugen, geeignet sind, in kleinsten Dosen Krankheiten mit ähnlichen Symptomen zu heilen (Similia similibus curentur).

Um mit Hilfe des Similiprinzips Therapie treiben zu können, ist die Kenntnis der Symptome, die durch Einnahme der einzelnen Heilmittel am gesunden Organismus erzeugt werden, wichtig; sie kann nur durch das Experiment, den **Arzneimittelversuch am gesunden Menschen,** gewonnen werden. Aus diesem Grunde ist auch die Kenntnis der Toxikologie für eine erfolgreiche Homöotherapie dringend nötig; ist doch die Vergiftung ebenfalls ein wenn auch unfreiwilliger Arzneimittelversuch.

Die zuerst von HAHNEMANN formulierte Ähnlichkeitsregel, der zu ihrer Anwendung erforderliche Arzneimittelversuch am Gesunden, hat noch nichts mit der soviel umstrittenen Frage der homöopathischen Dosierung zu tun. Ursprünglich wurde diese Art der Verordnung von HAHNEMANN überhaupt nicht erwähnt. Erst mit zunehmendem Alter betonte er immer mehr die Wichtigkeit hoher und höchster Verdünnung bis zur 30. Zehntesimalpotenz. Diese Steigerung ins Extreme, dieses Verfechten eines Dogmas, das jeder naturwissenschaftlichen Erfahrung widerspricht, hat wohl wesentlich dazu beigetragen, ihr den Charakter einer medizinischen Sekte zu geben.

Die Wichtigkeit einer richtigen Dosierung zeigt sich an dem Zeichen der „Erstverschlimmerung". Hat man nach der Ähnlichkeitsregel ein homöopathisches Mittel richtig gewählt, so zeigt sich bei geringer Überdosierung eine deutliche Verschlimmerung der Beschwerden, die dann aber bei weiterer Verdünnung in den Heilerfolg umschlägt. Diese dem homöopathischen Arzt alltägliche Tatsache, die dem Allopathen von der Badereaktion, der Reizkörpertherapie und der Desensibilisierung her bekannt ist, sei nun an 2 selbst erlebten Beispielen dargestellt:

55 Jahre alte Patientin mit der Diagnose: Schwerste hämorrhagische Zystitis nach Radiumstarkbestrahlung eines Uteruskarzinoms. Die von der Patientin geäußerten Blasenschmerzen waren so heftig, daß selbst hohe Morphiumdosen von 0,03 die Schmerzen nicht linderten. Ich verordnete nach der homöopathischen Arzneimittellehre Cantharis D6, stündlich 3 Tropfen. Schon am nächsten Tag kam es zu einer Verschlimmerung, so daß ich die Dosierung ändern mußte. Ich gab Cantharis D12, also ein Billionstel Gramm auf 1 ccm Flüssigkeit. So unglaublich es dem Allopathen erscheinen mag, schon am nächsten Tag erlebten wir eine wesentliche Besserung und schließlich nach weiteren Tagen vollkommene Beseitigung der Beschwerden. Der vorher stark blutige Urin war nach 10 Tagen frei von Erythrozyten. Morphium war nicht mehr nötig.

Der 2. Fall betraf meine Söhne Fritz (10 Jahre) und Peter (14 Jahre). Sie hatten seit einiger Zeit eine Akne auf dem Rücken. Die Pusteln hatten Stecknadelkopfgröße und schmerzten. Ich bat eine Stationsschwester, mir für sie Sulfuricum jodat. D4 zu geben. Sie gab mir jedoch aus Versehen die Stärke D2. Ohne das Präparat genauer zu betrachten, gab ich den Kindern dieses Präparat, ohne zu merken, daß es ja eine stärkere als die von mir verordnete Dosis war. Schon am 2. Tag starke Verschlimmerung. Da ich wissen wollte, ob diese Verschlimmerung Zufall war oder auf die stärkere Dosis zurückzuführen war, vereinbarte ich mit den Kindern, nochmals die Stärke D2 zu geben. Die Verschlimmerung war dieses Mal so stark, daß die Kinder baten, von weiteren Versuchen abzusehen. Die Pusteln wurden linsengroß und schmerzten sehr. Ich gab daraufhin die Stärke D6, also eine stärkere Verdünnung, und nach weiteren 14 Tagen war die Akne abgeheilt.

Ähnliche Beispiele erlebten wir auch öfter mit D 12 bei Radiumemanation (Radon). Heute ist es bei den naturwissenschaftlich ausgerichteten homöopathischen Ärzten üblich, die Potenz von D 6 — wenn möglich — nicht zu überschreiten und nur selten D 12 zu geben. Nach HAHNEMANN soll man bei akuten Erkrankungen häufig tiefere Potenzen, also starke Dosen, anwenden, chronische Erkrankungen dagegen mit höheren Potenzen und selten zu behandeln.

Die Möglichkeit, mit geringer Dosis große Wirkungen zu erzielen, ist heute dem Kolloidchemiker eine geläufige Tatsache. Die Phänomene der Oberflächenspannung, der Adsorption und der katalytischen Wirkung, lassen es uns verständlich erscheinen, daß für die Wirksamkeit eines Arzneimittels nicht nur die Masse, sondern auch die Verteilung des Stoffes maßgebend ist und daß diese Tatsache mit den Ergebnissen der modernen Kolloidlehre in vollster Übereinstimmung steht. Aus dem Gebiet der physikalischen Chemie hat der bekannte Ordinarius für Physik W. OSTWALD allein 20 Beispiele für die Wirksamkeit minimalster Stoffmengen in Verdünnungen von D8 bis D20 am chemisch-physikalischen Experiment erbracht (OSTWALD, Physikalisch-chemische Grundfragen der Homöotherapie. Medizinisch-biologische Schriftenreihe, Heft 3. Verlag Dr. Madaus, Radeburg) siehe Seite 22 ff.

Nun noch ein Wort zur **Komplexhomöopathie.** Schon HAHNEMANN hat sich scharf gegen die Anwendung von Arzneimittelgemischen gewandt. Die Möglichkeit einer therapeutischen Wirkung kann nicht ohne weiteres von der Hand gewiesen werden, doch handelt es sich hier nicht um eine auf wissenschaftliche Überlegungen gegebene Verordnung.

Die Homöopathie beruht auf dem Vergleich der jeweiligen Krankheitssymptome mit den Erscheinungen, die ein einzelner Arzneistoff im gesunden Körper hervorruft (Arzneibild). Es handelt sich darum, einen dem Einzelfall entsprechenden Arzneistoff zu finden. Nur hierfür ist der Begriff der Ähnlichkeit „regelrecht". Die Ähnlichkeitsbeziehung ist grundlegend für den Begriff und die Bezeichnung „Homöopathie" überhaupt. Ihre Befolgung setzt eine genaue Kenntnis der Arzneiwirkungen voraus.

Eine Fälschung der Methode HAHNEMANNs bedeutet es aber, wenn unter Berufung auf die Homöopathie oben bezeichnete Arzneimittelgemische (Komplexhomöopathie) vertrieben werden.

Es gibt keine homöopathischen Arzneimittel an sich; jeder naturgegebene Stoff kann dazu werden, wenn er nach homöopathischen Grundsätzen angewandt wird, d. h. nach der Ähnlichkeitsregel unter Berücksichtigung der entgegengestzten Wirkung von starker und schwacher Dosierung. Entscheidend aber sind immer die Bedingungen des Einzelfalls, da homöopathisch keine Krankheitsgattung sondern nur als ein krankes Einzelwesen behandelt werden soll.

Eine fertige Arzneimischung kann diese Bedingungen niemals erfüllen, da sie ausschließlich für Krankheitsgattungen bestimmt ist und den Grundsatz der individuellen Mittelwahl nach ähnlichen Erscheinungen nicht berücksichtigt.

Der Einwand, jeder naturgegebene Stoff, besonders pflanzlichen Ursprungs, wie er in der Homöopathie angewandt wird, sei bereits ein „Komplex", ist insofern abwegig, als es sich dabei um naturbedingte „Einheiten" handelt, deren innere Harmonie keinesfalls von künstlichen bzw. willkürlichen Gemischen erreicht werden kann.

Was über die Komplexhomöopathie gesagt wurde, gilt in gleicher Weise auch für die elektrokomplexhomöopathischen Mittel, das Truw-Heilverfahren, die Oligoplextherapie, die Sauters Komplexhomöopathischen und Heliozenar-Mittel.

Schließen wir dieses Kapitel, indem wir HUFELANDs Betrachtungen über die Homöopathie folgen. Sie gipfeln in den beiden Sätzen: „**Keine Homöopathie, aber wohl eine homöopathische Methode** in der rationellen Medizin! **Keine Homöopathen, wohl aber rationelle Ärzte, welche am rechten Ort die homöopatische Methode anwenden.**"

Biochemische Heilweise

Im Gegensatz zur **Homöopathie**, bei der als Grundsatz der Mittelwahl das **Ähnlichkeitsprinzip** gilt, wird die **biochemische Heilweise** als **Substitutionstherapie mit Mineralsalzen** bezeichnet. Sie wurde von dem praktischen Arzt Dr. SCHÜSSLER (1824—1893) begründet. — Das Werk, in dem Schüssler seine Gedankengänge darlegte, „Eine abgekürzte Therapie, gegründet auf Histologie und Cellularpathologie" erschien in Oldenburg im Jahre 1874. Nach der Theorie SCHÜSSLERs beruhen alle Krankheiten auf einer **Störung des Mineralstoffwechsels** und zwar in dem Sinne, daß ein Mineralsalz in nicht genügender Menge in der Zelle vorhanden ist. Die Heilung aller überhaupt heilbaren Krankheiten besteht nach seiner Vorstellung einfach in einer Ergänzung des fehlenden Mineralsalzes. Man verabfolgt es in einer Verdünnung von 1 : 1000 000; das entspricht der homöopathischen Potenz D_6.

An dieser Ansicht SCHÜSSLERs fällt dem in Außenseiterverfahren erfahrenen Beobachter sofort der charakteristische Totalitätsanspruch auf, nach dem die Genese **aller** Krankheiten erklärt werden soll und wobei für die Heilung **aller** Krankheiten das angeblich allein richtige Verfahren empfohlen wird. Eine solche Haltung kann als besonders bezeichnend für das Außenseitertum angesehen werden.

Für eine Behandlung im Sinne SCHÜSSLERs kommt eine Auswahl von lediglich 11 Substanzen in Frage. Es handelt sich dabei um folgende Stoffe:

Calcium fluoratum, Calcium phosphoricum, Ferrum phosphoricum, Kalium chloratum, Kalium phosphoricum, Magnesium phosphoricum, Kalium sulfuricum, Natrium muriaticum, Natrium phosphoricum, Natrium sulfuricum, Silicea.

Da nach Einsichtnahme in das vorhandene Schrifttum uns diese Heilweise wenig vertrauenerweckend erschien, uns andererseits aber ihre weite Verbreitung und die immer wieder betonten Heilerfolge doch zu denken gaben, hielten wir zur Bildung eines objektiven Urteils ihre praktische Erprobung doch für unerläßlich. Eine solche wurde von meinem früheren Mitarbeiter RIESS mehrere Monate in der Praxis des letzten noch lebenden Arztschülers von SCHÜSSLER, bei Dr. REIFF in Oldenburg, durchgeführt. Obwohl RIESS sich dabei zu äußerster Skepsis verpflichtet fühlte, konnte er doch aufgrund seiner Beobachtungen am Krankenbett die Wirksamkeit der verabfolgten Mittel nicht immer bestreiten. Zahlreiche Fälle von Keuchhusten, chronischem Ekzem, Gastritis, Obstipation und Neuritis konnten in ihrem Verlauf unter einer rein biochemischen Behandlung verfolgt werden. Dabei wurden Erfolge festgestellt, wie sie in derselben Zeit auch mit allopathischen Mitteln nicht besser hätten erzielt werden können. So wirkte z. B. Magnesium phosphoricum D6 bei einer Verordnung von Dr. REIFF während einer Gallenblasenkolik fast noch prompter, als es von einem Alkaloid erwartet werden konnte. Solche Heilerfolge lassen sich nun, trotz der ihnen zugrunde liegenden höchst unwissenschaftlichen Theorie nicht einfach wegleugnen. Sie mögen auch neben der Ungefährlichkeit der Methode der tiefere Grund dafür gewesen sein, daß die biochemische Heilweise bei Laienpraktikern unerhörte Verbreitung gefunden hat.

Die Theorie der biochemischen Heilweise, wie sie sich uns heute darbietet, hat sich seit ihrer ersten Formulierung durch SCHÜSSLER im Jahre 1874 in fast unveränderter Form erhalten.

Von pharmakologischer Seite ist die biochemische Heilweise aus naheliegenden Gründen vollständig abgelehnt worden. Trotz dieser exakten Widerlegung dieser Heilweise **im pharmakologischen Experiment** haben die unzweideutigen Heilerfolge **am Menschen** den Meinungsaustausch, wenn auch nicht in sehr lebhafter Form, immer wieder aufleben lassen. ASCHNER hält die biochemische Heilweise durchaus einer Prüfung wert; zu einer eindeutigen Anerkennung kommt KUSCHEL. Der große Kliniker MATTHES hat sich ebenfalls mit der biochemischen Heilweise befaßt: „Über Biochemie und die sogenannte biochemische Heilmethode", Ztschr. ärztl. Fortb. 1925/9; er betont unsere mangelhaften Kenntnisse des mineralstofflichen Wirkungsmechanismus und die daraus resultierende Schwierigkeit, eine geeignete Therapie aufzubauen.

Schließlich sei noch eine Krankengeschichte aus dem Jahre 1935 angeführt:

Frau N., Oldenburg, 37 Jahre alt, verh. — Vor 8 Jahren zeigten sich zum ersten mal Beschwerden in der großen schmerzenden Zehe links, dabei schwoll das Gelenk an, war rot verfärbt und heiß. Der Anfall dauerte 12 Stunden. 2 Monate später schwollen beide Handgelenke an. Nach weiteren 2 Monaten wurden auch beide Knie dick. Trotz elektrischer Bäder, Heißluft und Massage keine Besserung. Nach Verlauf eines weiteren Jahres wurden beide Sprunggelenke steif, so daß die Patientin nicht mehr gehen konnte und bettlägerig wurde. Die Ellenbogengelenke waren mit der Zeit in Mittelstellung versteift. Auch das Kiefergelenk war ergriffen, so daß sie den Mund kaum öffnen konnte.

In diesem Zustand kam die Patientin in die Behandlung von Dr. REIFF, der schon nach 14 Tagen die erste Besserung erzielte. Sie konnte das Kiefergelenk wieder bewegen und besser essen. Nach einem Jahr konnte die Patientin wieder gehen und ihren Haushalt versorgen. Der von Dr. RIESS ein Jahr nach der biochemischen Behandlung erhobene Befund ergab:

Kopf nach allen Richtungen frei beweglich. Kiefergelenk ist schmerzfrei. Die Brustwirbelsäule zeigt eine leicht kyphoskoliotische Verkrümmung, die Lendenwirbelsäule keinen Klopf- oder Stauchungsschmerz, sie ist in allen Richtungen beweglich. Die Bewegung im Ellenbogengelenk beiderseits ist um 25° eingeschränkt. Fingergrundgelenke sind aufgetrieben, aber schmerzfrei. Hüftgelenke ohne pathologischen Befund. Beide Kniegelenke knirschen bei Flexion, sind aber schmerzfrei. Fußgelenke ohne pathologischen Befund.

Soweit der von meinem sehr kritischen Mitarbeiter RIESS erhobene Befund. Die hier mitgeteilte Krankengeschichte wurde als besonders bezeichnend aus einem größeren Erfahrungsgut ausgewählt; sie vermittelt etwa das Gesamtbild, das sich RIESS bei der biochemischen Behandlung durch Dr. REIFF darbot.

Zusammenfassend sei betont, daß nach den bisher vorliegenden Berichten des Klinikers MATTHES, von ASCHNER, KUSCHEL und LICHTENBERG und aufgrund der monatelang gesammelten Erfahrungen meines Mitarbeiters RIESS angenommen werden kann, mit der biochemischen Heilweise Heilerfolge erzielt werden können. Erst weitere klinische Prüfungen am Krankenbett mit Fachkennern der Methode müssen über ihren praktischen Wert und ihre Lehrbarkeit entscheiden. Dabei ist auch die Frage zu klären, ob das gegebene chemische Mittel vielleicht nur dann wirksam ist, wenn es zufällig im Sinne der Ähnlichkeitsregel gegeben würde. Würde diese Frage bei einer Nachprüfung zu bejahen sein, so müßte die biochemische Heilweise als besonderes Heilverfahren abgelehnt und in die Homöopathie eingegliedert werden.

Zunächst müssen wir uns noch dem Urteil des aufgeschlossenen kritischen Pharmakologen Hugo SCHULZ anschließen: „Fiat experimentum!", und zwar am kranken **Menschen,** nicht am Tier. Diese Forderung muß aufrecht erhalten bleiben, auch wenn wir die theoretischen Grundlagen der biochemischen Heilweise ablehnen müssen.

9. Die Bedeutung der vegetativen Ausgangslage für unsere Therapie

Verfeinerte Diagnostik bedeutet nicht immer erfolgreiche Therapie. Exakte Untersuchungsmethoden können uns Hinweise für den einzuschlagenden Behandlungsweg geben; aber erst das Studium der Eigengesetze der Therapie wird uns zielsicherer und schneller zum Erfolg führen.

Mit den nachfolgenden klinischen Betrachtungen soll der Versuch unternommen werden, zu zeigen, wie unsere Therapie durch Berücksichtigung der vegetativen Reaktionslage des Organismus individueller gestaltet werden und damit verbessert werden kann. Es handelt sich bei meinen Ausführungen also nicht um eine referatenmäßige zusammenfassende Darstellung der Ergebnisse von Arbeiten, die sich mit der üblichen Therapie beschäftigen, sondern um den Versuch, neue Wege für eine erfolgreiche Therapie zu finden. Dies gilt sowohl für die Chemotherapie als auch für die physikalische Therapie.

Wir müssen uns doch darüber klar sein, daß z. B. beim Rheumatismus nach der Sanierung die übliche tägliche Behandlung mit 3 x 5 Tropfen eines Medikamentes oder 20 Kurzwellenbehandlungen im gleichen Intervall, laufend in gleicher Dosis gegeben, weit von einer rationellen, individuellen Therapie entfernt ist. So einfach die Cortison- und Prednisontherapie des Rheumatismus bei oberflächlicher Betrachtung auch erscheinen mag, so selten erhalten wir damit nach Absetzen des Mittels Beschwerdefreiheit, geschweige denn erzielen wir Heilung.

Der gute erfahrene Hausarzt im Sinne von HIPPOKRATES treibt individuelle erfolgreiche Therapie durch sein feines „**medizinisches Fingerspitzengefühl**", mit dem er die richtige Behandlungsdosis abzuschätzen weiß. Intuition ist aber nicht lehrbar und kann nicht weitergegeben werden. Wir aber haben als Hochschullehrer die Verpflichtung, die richtige, schnell zum Erfolg führende Behandlungsdosis nicht einfach vom einzelnen Arzt intuitiv erfassen zu lassen, sondern sollten uns bemühen, diese sowohl durch genaue Analyse des Medikamentes bzw. der physikalischen Heilmaßnahme und ihrer Wirkungen auf den Organismus als auch durch Kenntnisse über den jeweils vorliegenden vegetativen Reaktionszustand des zu behandelnden Menschen zu ergründen suchen. Der erste Weg, die genaue Analyse der Verordnung, ist seit Jahrzehnten beschritten worden — nicht aber der zweite. Man behandelte die Krankheit, nicht den Menschen und setzte voraus, daß alle Menschen bei gleicher Dosis zu jeder Zeit in gleichem Sinne auf unsere Reiztherapie reagieren. Man richtete sich für die Festlegung der Dosisgröße nach der vorliegenden Erkrankung und nach dem Zustand des einzelnen geschädigten Organs, im allgemeinen aber nicht nach der jeweils vorliegenden Reaktionsphase des vegetativen Nervensystems des ganzen Menschen, auch nicht nach den Faktoren unseres eigenen therapeutischen Handelns, die diesen Reaktionszustand wiederum beeinflussen können. Sie sind aber mit ausschlaggebend für eine individuelle Behandlung.

Der vegetative Reaktionszustand des Organismus ist abhängig bzw. wird beeinflußt von der Konstitution des zu behandelnden Kranken, also seiner jeweiligen Reaktionsweise auf bestimmte Reize, von der Heftigkeit der vorliegenden Entzündung, der Stärke der gesetzten Schädigung, der Chronizität des Leidens, ist abhängig vom Alter des Patienten, von dem Zeitpunkt des abzugebenden therapeutischen Reizes, vom Intervall zwischen den jeweils abzugebenden therapeutischen Maßnahmen, also von dem Zusammenspiel der einzelnen Heilmaßnahmen, von der Rhythmik der Tages- und Jahreszeiten, in der die Behandlung durchgeführt wird, von Krankheitszeit und Krankheitsphase, von den Reaktionsänderungen, die wir durch die Behandlung selbst künstlich herbeiführen und von anderen noch wenig erforschten

Faktoren. Auf einige dieser für eine erfolgreiche Behandlung so wichtigen Punkte müssen wir nachfolgend noch im einzelnen zu sprechen kommen.

Wie ganz verschiedenartig, geradezu gegensätzlich sich ein und derselbe Reiz bei ein und demselben Menschen innerhalb einer Stunde bei veränderter vegetativer Reaktionsphase schon auswirken kann, habe ich vor über 45 Jahren an der Wirkung der gleichen Vollmassage — einmal nach Ruhe und einmal nach einem Lauf bis zur Erschöpfung — an 30 Studenten der Königsberger Universität durch 1 500 Einzeluntersuchungen, 150 Stoffwechsel- und 240 Kreislaufuntersuchungen objektivieren können. Aus den erhobenen Befunden greife ich nur 2 heraus: Bei Massage nach Muskelanstrengung ist die Gerinnungszeit zusätzlich zur Verkürzung nach einfacher Muskelanstrengung noch weiter verkürzt, die Thrombozyten nehmen deutlich zu. Bei Massage nach Ruhelage dagegen ist die Gerinnungszeit verlängert, die Thrombozyten nehmen ab. Auch subjektiv zeigt sich dieser durch die gleiche Heilmaßnahme erzielte Effekt. Nach der Massage nach Ruhe hat man das Bedürfnis, weiter zu entspannen, nach Muskelanstrengung dagegen, z. B. bei Massage zwischen 2 Läufen, wird man zu neuen Übungen angespornt. Ebenso kann man bei Adipositas durch eine Massage allein nie eine Stoffwechselsteigerung erreichen und damit eine Gewichtsabnahme, wohl aber nach Muskelanstrengung und nachfolgender Massage eine zusätzliche Erhöhung des Grundumsatzes erzielen, wie unsere Stoffwechseluntersuchungen ergeben haben.

Aber auch bei dem so oft als exakt empfohlenen Tierversuch sei auf die verschiedenartigen Reaktionen nach ein und demselben Reiz, je nach vegetativem Reaktionszustand, hingewiesen. Von pharmakologischer Seite (HILDEBRAND, Karlsruhe) wurde mir mitgeteilt, daß Kaninchen — wie seine Versuche zeigten — **vor** einem Gewitter bei Adrenalingabe eine **Blutdrucksteigerung, während** des Gewitters unter denselben Versuchsbedingungen eine **Senkung** und **nach** dem Gewitter wieder eine **Steigerung** aufwiesen. Andererseits gibt es bei ein und derselben Tierart, zum Beispiel den Katzen, Individuen, die auf Adrenalin mit einer Steigerung antworten, andere dagegen mit einer Senkung des Blutdrucks. Wir sollten deshalb auch beim Tierversuch stets an einen evtl. veränderten vegetativen Reaktionszustand denken.

Wenden wir uns jedoch wieder den Menschen zu. Betrachten wir einzelne der oben aufgestellten Faktoren, die für die Beurteilung des vegetativen Reaktionszustand maßgebend verantwortlich sind.

An 1. Stelle sei die **Konstitution** des Patienten genannt, auf die wir ja in den anderen Abschnitten schon öfter eingegangen sind. Dort haben wir auch auf die oft verschiedenartige Behandlung der beiden Reaktionsweisen A und B hingewiesen. Hier möchte ich nochmals an einem Beispiel unsere klinischen Erfahrungen erläutern. Nehmen wir z. B. einen A- und einen B-Typen mit jeweils gleichstark ausgeprägtem, chronischem Gelenkrheumatismus und gleichen Behandlungsbedingungen und geben beiden täglich Ultraschall je 0,25 Watt 6—8 Minuten lang, so wird der A-Typ nach 2 Wochen jede

Schmerzlinderung der Beschwerden ablehnen, der B-Typ dagegen — in vielen Fällen schon nach 3 Tagen — freudestrahlend mitteilen, daß er beschwerdefrei sei. Reduziert man aber jetzt beim B-Typ nicht die Dosis auf 0,1 Watt bei 4—6 Minuten Dauer, so bekommt er — das zeigten unsere klinischen Erfahrungen immer wieder — in der 2. bis 3. Woche bestimmt sein Rezidiv. Beim A-Typ muß man dagegen die Dosis auf 0,5 Watt und eine Dauer von 8—10 Minuten erhöhen, um zum Erfolg zu kommen. Bei ihm haben wir mit einem Rückschlag nicht zu rechnen.

Diese klinischen Beobachtungen konnte mein früherer Mitarbeiter DOBNER rheographisch unterbauen. Kleine Ultraschalldosen wirken gefäßerweiternd, große Dosen beim gleichen Patienten gefäßverengend. Die Dosis ist aber nicht nur abhängig von der Stärke der angewandten Heilmaßnahme, sondern auch von dem vegetativen Reaktionszustand des Organismus. Für einen Hypergiker wirkt die große Dosis des Hypoergikers als kleine Dosis; sie führt also beim A-Typ zu Gefäßerweiterung, beim B-Typ zu Gefäßverengerung und umgekehrt.

Auch bei einem im Badeort neu eingetroffenen Kurpatienten müssen wir in gleichem Sinne aufgrund langjähriger Erfahrungen in Bad Homburg, einem Kurort mit ausgesprochenem Reizklima, bei Abgabe der ersten Behandlungsvorschriften entsprechend vorgehen. Dem A-Reaktionstyp kann man schon am 1. Tag Morgengymnastik, Trink- und Badekur, physikalisch-therapeutische Maßnahmen, ja selbst noch Sport zumuten. Im Gegensatz hierzu muß man dem schon auf kleinste Reize schnell reagierenden B-Typ verbieten, die 1. Nacht in der neuen klimatischen Umgebung bei offenem Fenster zu schlafen, auch wenn er es von zu Hause aus gewohnt war, sonst ist am nächsten Tage mit einer leichten Bronchitis zu rechnen. Bei ihm wird man in der 1. Woche mit Bademaßnahmen oder gar sportlicher Betätigung sehr zurückhaltend sein. Hier zeigt sich die Notwendigkeit, daß der Arzt, wie ich es in Bad Homburg getan habe, selbst die Morgengymnastik leitet und dabei seine Patienten beobachtet.

Zu ähnlichen Ergebnissen kamen die Arbeiten von HOFF über Steuerungseinrichtungen und die Konstitutionsforschungen von KRETSCHMER sowie die Arbeiten aus dem Gebiete der Rhythmusforschung, vor allem aber die speziellen Arbeiten von SCHOLZ und BIRKMAYER (Wien), von GROTE und KUNZE, TRAUNER, MARK und KÖNIGER (Erlangen), ferner die meines Mitarbeiters GRUNER. Besonders wertvoll erscheint mir in diesem Zusammenhang auch der von PIRLET verbesserte Fragebogen zur schnellen Orientierung über den vorliegenden Konstitutionstyp bzw. seine Reaktionsweise, der neuerdings von HILDEBRAND weiter geändert werden soll.

Neben der Konstitution wird jedoch die jeweilige vegetative Reaktionslage mitbestimmt durch den Grad der Entzündung, der häufig wiederum abhängig ist von der Stärke der gesetzten Schädigung; ebenso wird die Reaktionslage mitbestimmt durch die Chronizität des vorliegenden Leidens. Ganz allgemein gilt hierbei für unser therapeutisches Handeln folgende Regel: Im akuten Stadium stärkere und höhere Einzeldosen in kleinen Intervallen. Auf diese so wichtigen Beobachtungen hat schon vor über 25 Jahren der Erlanger Polikliniker KÖNIGER aufgrund seiner zahlreichen Experimente mit Ultraviolettlicht und Pyramidon hingewiesen.

Am besten fängt man zur **Umstimmung der vegetativen Reaktionslage** beim Rheumatiker mit einer Fastenkur an, wobei man bei dem meist sehr gut reagierenden B-Typ Obstsäfte gibt, während man bei dem meist kürzer fastenden A-Typ Tee verordnet. Tritt eine Erstverschlimmerung ein, so hat sich mir besonders die Schlaftherapie bewährt, bevor man mit physikalisch-therapeutischen, ganz gering dosierten Maßnahmen beim B-Typ beginnt.

Aufgrund dieser Ausführungen erscheint es für die Therapie weniger wichtig, die einzelnen therapeutischen Maßnahmen nach pathologischen Gesichtspunkten einzuteilen, als vielmehr eine graduelle Scheidung der Krankheitsfälle nach dem Grad der vorliegenden vegetativen Reaktionslage vorzunehmen. Statistisch-therapeutische Zusammenstellungen und Vergleiche ungleich schwerer Krankheitsfälle geben deshalb immer wieder Anlaß zur Skepsis.

Haben wir uns nun Klarheit über die vorliegende Konstitution und die Krankheitsphase darüber verschafft, ob eine Steigerung der Reaktion oder eine Dämpfung oder Beruhigung zweckmäßig erscheint, so haben wir uns dem Einsatz unserer Heilmaßnahmen selbst im Hinblick auf den **Tagesrhythmus** zuzuwenden. Zunächst müssen wir die Frage entscheiden: Müssen wir wegen der Hyperergie des B-Typs die am Vormittag vagotone Reaktionslage für den Einsatz unserer therapeutischen Maßnahmen ausnutzen oder können wir ruhig für den A-Typ die am Nachmittag eintretende Verschiebung der vegetativen Reaktionslage nach der sympatikotonen Seite gebrauchen? Mittags und nachmittags tritt eine Erhöhung der Erregbarkeit ein, während des Nachtschlafes eine Beruhigung des Kranken mit einer Herabsetzung der Erregbarkeit, die auch noch am Morgen des folgenden Tages anhält. Eine Massage beim abgearbeiteten hyperergischen B-Typ am Nachmittag ist deshalb kontraindiziert; sie wirkt nicht beruhigend, entspannend, sondern erregend. Ich verweise auf die oben wiedergegebenen Untersuchungen über Massage nach Ruhe und nach Anstrengung.

Wenn unter normalen Umständen ein Überwärmungsbad, am Spätnachmittag gegeben, schon schlecht vertragen wird, so ist es, um diese Zeit bei einem Kranken mit einem hyperergischen Zustand gegeben, erst recht falsch am Platze. Alle stärkeren therapeutischen Einwirkungen auf das Krankheitsgeschehen sollten möglichst in den frühen Morgenstunden vorgenommen werden, kleinere Teilmaßnahmen, wie aufsteigende Arm- und Fußbäder, wird man ohne weiteres auch am Nachmittag mit Erfolg noch dazu geben können.

Aber nicht nur die Tagesrhythmik ist für unseren Fragenkomplex von Bedeutung, sondern auch **jahreszeitliche Schwankungen** im vegetativen Reaktionszustand des Organismus sind zu berücksichtigen. So ist zum Beispiel im Frühjahr eine erhöhte Empfindlichkeit gegenüber meteorologischen Einflüssen oder hinsichtlich unserer Heilmaßnahmen zu beobachten. Ich erinnere nur an die Frühjahrsbronchitis des B-Reaktionstyps.

Schon durch die gegebenen Hinweise auf die Berücksichtigung der Tagesrhythmik ergibt sich die Notwendigkeit der Einteilung unserer physikalisch-therapeutischen Maßnahmen in **starke** und **schwache Reize.** Nicht nur das „was" an Heilmaßnahmen und das „wann" ich sie gebe ist für die Behandlung von Bedeutung, sondern ebenso wichtig ist auch das „wie" ich sie gebe, d. h. wie eingreifend der Reiz an und für sich schon beim Gesunden ist. Wohl am deutlichsten ist diese Tatsache bei der Behandlung der multiplen Sklerose zu erkennen. Im Schub kommt nur Bettruhe in Frage, jede andere Behandlung ist kontraindiziert. Ist dagegen der Schub vorüber, so setzt eine gut abgestufte Reiztherapie ein; dann aber ist es gleichgültig, was man gibt, ob Bluttransfusion oder Überwärmungsbad, ob russische Vakzine oder deutsches Neoteben, ob Chemo- oder physikalische Therapie, es kommt nur auf die Beziehungen der verordneten Heilmaßnahme und dem vegetativen Reaktionszustand des Organismus an.

Nach der eben geforderten Intensität der Reizstärke geordnet, können wir folgende Heilmaßnahmen bei lokaler Anwendung, angefangen bei der minimalsten Reizwirkung, aneinanderreihen: einfache Wattepackung, langsam sich erwärmender Umschlag (abgestuft nach Teil- und Ganzpackung), aufsteigende Arm- und Fußbäder, heiße Heilerde-, Moor- und Paraffinpackungen und andere hyperämisierende physikalisch-therapeutische Maßnahmen.

Stärkere Reize stellen schon die hydrotherapeutischen, also die Kältemaßnahmen dar. Hier hat uns Kneipp durch Angabe der Güsse eine ausgezeichnete Abstufung der Reizeinwirkung vom Kniguß über den Schenkel-, Ober- und schließlich den Vollguß ermöglicht. Noch intensiver als die seither genannten Teilanwendungen wirken Senfpackungen, Bindegewebsmassage und schließlich die Pustulation. Diese Teilmaßnahmen können dann wiederum gesteigert werden durch die Anwendung von Ganzmaßnahmen. Aber auch hier sollten wir in gleichem Sinne die Stärke der Reize abstufen: Vierzellenbad ist ein relativ schwacher Reiz, dann folgen die einzelnen „medizinischen" Bäder und die der Balneotherapie, die Unterwassermassage, das Stangerbad und schließlich als sehr starker Reiz das Überwärmungsbad.

Aber nicht nur der Rhythmik und der Reizstärke der Einzelmaßnahme muß unsere Aufmerksamkeit gelten. Auch das *Intervall* zwischen den täglich abzugebenden Heilmaßnahmen sollte berücksichtigt werden. Es kommt eben nur auf das richtige Zusammenspiel der einzelnen Maßnahmen und der daraufolgenden Änderungen des vegetativen Reaktionszustandes an. Zwei in gleichem Sinne wirkende, direkt nacheinander ohne Intervall abgegebene Reize entsprechen einer Reizeinwirkung mit erhöhter Intensität (z. B. Heißluft — Massage, Dampfdusche — Ultraschall usw.). In gewissem Sinne ist das Intervall abhängig von der schon erwähnten Reizstärke der Heilmaßnahme insofern, als durch sie die Dauer der Reaktionsänderung mitbestimmt wird. Als Beispiele für eine kurze **Nachdauer der therapeutischen Umstimmung** seien genannt: Mäßige Körperbewegung, Massage, Kälte- und Wärmeteilmaßnahmen, je nach Intensität. Schon 3—5 Stunden nach diesen Anwendungen können, ja müssen wir oft mit einem erneuten therapeutischen Reiz beginnen. Eine wesentlich längere Nachdauer der therapeutischen Umstimmung hat die Überwärmung. Hier müssen wir bis zur nächsten Reizeinwirkung 6—24 Stunden warten. Und noch länger ist sie bei der Röntgenbestrahlung. Gerade am Beispiel der Röntgentiefentherapie, z. B. der Arthrosis deformans, sehen wir, wie ungünstig sich ein Mißerfolg der Röntgentherapie für den nächsten Behandler auswirkt. Dieser muß ganz auf stärkere Reiztherapie verzichten. Ich erinnere mich eines solchen verzweifelten Falles einer Arthrosis deformans, bei dem wir erst zum Ziele kamen, als wir nur einfache heiße Umschläge alle 3 Stunden gaben, nachdem vorher von anderer Seite alle anderen stärkeren physikalisch-therapeutischen Maßnahmen ohne jeden Erfolg geblieben waren. So gering nur durfte der gesetzte Reiz im Hinblick auf die vegetative Reaktionsphase des Gewebes sein.

Zusammenfassend sei nochmals wiederholt: Für die Behandlung ganz allgemein sind folgende Faktoren, die den vegetativen Reaktionszustand des Organismus beeinflussen und für die Beurteilung der Behandlungsdosis von entscheidender Bedeutung sind, zu berücksichtigen:

1. **Die Konstitution des Kranken**
2. **Die Chronizität des Leidens und der Grad der Entzündung**
3. **Die Tages- und Jahreszeitenrhythmik**
4. **Die Intensität der Reizstärke**
5. **Das Intervall zwischen den abzugebenden Heilmaßnahmen**

Ich hoffe, mit diesen rein klinisch-praktischen, also weniger theoretischen Beobachtungen dem am Krankenbett tätigen Arzt Anregungen für eine wirklich individuelle, zielsichere Behandlung gegeben zu haben. Das Wort „Therapieresistenz" ist häufig eine Umschreibung unserer Unkenntnis auf dem Gebiet der Eigengesetze unserer Therapie. Es sollte nur selten gebraucht werden. Kein Geringerer als der geistvolle Berliner Kliniker Friedrich KRAUS hat diese Kluft zwischen Wissenschaft und Krankenbehandlung und den individuellen Aufgaben des Arztes gesehen. Treffend hat er diese Unstimmigkeit in folgenden Worten zum Ausdruck gebracht

„Die Wissenschaft überwindet das Individuelle, sie hat es mit Allgemeinem, Typischem, Wiederholbarem zu tun, den Arzt verweist das wirkliche Leben auf das Ursprüngliche, Schwerklassifizierbare, Einzelne und Einzige!"

10. Die gemeinsame Behandlung des Stotterers durch Arzt und Erzieher
(Literatur dazu s. S. 164)

Auch an den praktischen Arzt treten oft besorgte Eltern eines stotternden Kindes heran mit der Frage, wie man dem sprachgestörten Kinde helfen könnte. Da ich mich selbst die ersten Jahre meines Lebens durch dieses Leiden durchgekämpft habe, lag es nahe, daß ich mich mit diesen Problemen in eigener Praxis viel beschäftigt und meine Kenntnisse durch Literaturstudien noch erweitert habe.

Klarheit und genaue Sachkenntnis des einzelnen Falles sind selbstverständlich Voraussetzung, psychologisches Einführen in die Depressionen des Stotterers und Verständnis für dessen Kampf mit dem Übel sind die Vorbedingungen wirklicher Hilfe. Empfindet der Stotterer dieses Verstehen, so wächst in ihm das Vertrauen, das die erste Grundlage für seine Heilung ist.

Das Wesen des Stotterns sowie die Differentialdiagnose gegenüber anderen Sprachstörungen müssen als bekannt vorausgesetzt werden.

Die Ursachen für das Entstehen des Stotterns sind mannigfacher Art. In vielen Fällen — und das sind die hartnäckigsten — beruht das Übel auf ererbter neurotischer Belastung.

Von großem Einfluß auf das beginnende Stottern ist die Umgebung. Das Stottern wird zum Beispiel durch einen 2. Stotterer in der Familie, im Freundeskreis oder in der Schule sehr gefördert. Ein nervöser Vater oder Lehrer, der seine innere Unruhe auf das Kind überträgt, kann indirekt das Leiden des belasteten Kindes ungünstig beeinflussen.

Zu der ererbten nervösen Konstitution und dem Einfluß der Umwelt kommt als auslösende Ursache häufig ein plötzlich einwirkender Infekt in Frage. Ein erschütterndes Erlebnis oder eine schwere Infektionskrankheit können den Ausschlag geben.

Wie sehr bei allem aber gerade die Psyche des Stotterers ganz im Vordergrund seines Leidens steht, beweist die Tatsache, daß leichte Stotterer schwer mit dem Übel zu kämpfen haben, sobald sie in Affekt geraten. Im Zorn und in der Angst, im höchsten Glück und in der tiefsten Niedergeschlagenheit bringt der Stotterer oft kein Wort heraus. Selbst die Jahreszeit beeinflußt die Sprachstörung. Der kalte Winter kann hemmend wirken, während das milde Frühlingswetter in manchen Fällen eine Besserung des Übels auslöst. Ein deutliches Zeichen für die psychische Ursache des Leidens ist auch die Tatsache, daß viele Stotterer in der Familie oder bei Freunden oder wenn sie allein sind, fast befreit sind von dem Übel, hingegen in fremder Umgebung wieder stark davon befallen werden.

Die Aufgabe des Arztes ist es, die Ursache zu erkennen, damit dann Eltern und Erzieher das Übel an der Wurzel fassen und einwirken können. Dem Arzt obliegt ferner die körperliche Behandlung. Allgemeine Nervosität, Blutarmut, Verstopfung usw. sollten durch regelmäßiges Leben, genügenden Schlaf, eine mehr vegetarische, reizlose Kost, Nikotin- und Alkoholentzug, evtl. Beruhigungstee gebessert werden. Für die seelische Behandlung sind in erster Linie die Eltern und Erzieher berufen. Der Arzt kann hierbei nur Ratschläge erteilen, da er als Fernstehender zu wenig einwirken kann.

Leider aber werden gerade in der Erziehung des Stotterers trotz bester Absicht oft große Fehler gemacht. Härte und Ungeduld sind Eigenschaften, die die empfindsame Seele des Stotterers von vornherein in denkbar ungünstigem Sinne beeinflussen und das Selbstvertrauen des Stotterers gänzlich untergraben. Mit Strenge, Drohungen oder gar Bestrafungen erzwingt der Erzieher niemals ein normales, fließendes Sprechen, wohl aber verschlimmert er das Übel.

In einem anderen Falle fehlt es an der nötigen Geduld. Der Lehrer kann es zum Beispiel nicht erwarten, bis das Kind die Antwort hervorbringt, und befiehlt ihm, das, was es sagen will, an die Tafel zu schreiben. Im Augenblick wird zwar das Kind erlöst sein, aber wirklich geholfen wird ihm nicht. Auf diese Weise wird es nie zum fließenden Sprechen kommen, sondern immer mehr verstummen, weil ihm sein Nichtsprechenkönnen deutlich demonstriert worden ist.

Am meisten leidet der Stotterer an dem Mißverstehen, das ihm oft entgegengebracht wird. Sein Gebaren wird ihm falsch ausgelegt, es ihm als Faulheit oder Trotz gedeutet. Unter Umständen muß er noch Hohn und Spott von seinen Kameraden erdulden.

Auch die Methode, den Stotterer dauernd zu ermahnen, langsam anzufangen, ist durchaus verkehrt. Wenn er zum Beispiel impulsiv zu sprechen beginnen will oder in der Schule aufgerufen wird, wird er durch Zurufe, wie „langsam sprechen, tief Luft holen" usw. nur immer wieder an seinen Fehler erinnert, und sofort setzt wieder die psychische Hemmung ein. Auch das ewige Predigen, er solle sich Mühe geben, ist durchaus nicht am Platze, da die Ursache nicht Nachlässigkeit und Energielosigkeit, sondern psychisch bedingt ist.

Das alles bewirkt, daß der Stotterer sich ganz in sich zurückzieht und menschenscheu wird. Das Gefühl der Nichtigkeit überkommt ihn, die tiefe Depression, daß er sich nie im Leben zurechtfinden werde. Er verliert das Selbstvertrauen und die Lebensfreude. Die richtige seelische Behandlung ist deshalb äußerst wichtig.

Das Beispiel ist deshalb der beste Erzieher. Gerade in diesem Fall wird von der Erzieherpersönlichkeit mehr denn je Beherrschung verlangt. Gleichmäßigkeit, Güte, Ruhe, Geduld und Liebe, diese Eigenschaften sind es, die dem Kinde Vertrauen einflößen. Es soll bei der Gelegenheit versucht werden, sein Selbstvertrauen anzuspornen. Das Selbstgefühl des Kindes zu heben, ist das Hauptziel, das der Erzieher im Auge behalten muß. Gütiger Zuspruch und viel Anerkennung und Lob wirken ermutigend.

Hierdurch muß ihm förmlich das Selbstvertrauen suggeriert werden. Denn aus diesem allein quillt des Kindes Kraft zum richtigen Sprechen. Und je öfter es dadurch dem Kinde gelingt, der äußeren und inneren Kämpfe Herr zu werden, desto mehr wird andererseits wieder sein Selbstvertrauen steigen und um so rascher die Heilung fortschreiten.

Der schnellste und anhaltendste Erfolg wird bei *den* Stotterern erzielt werden, bei denen der Geltungsbereich stark ausgeprägt ist. Der Wunsch, anerkannt zu sein, auch eine Rolle zu spielen, überwindet schließlich auch schwere Hemmungen, und gerade solche Stotterer streben unter Umständen einen Beruf an, der die Sprache als Hauptwerkzeug verlangt. Diesen Geltungstrieb zu wecken oder zu heben, ist also eine wichtige Aufgabe für den Erzieher.

Als Beweis für diese Theorie möge ein kleines Erlebnis mit einem 17jährigen Primaner dienen. Es handelte sich um einen schweren Stotterer. Am

Weihnachtsabend war er mit seinen Eltern und Geschwistern nach einem Glase Sekt in recht fröhlicher Stimmung. Im Scherz wurde er aufgefordert, eine kleine Rede zu halten. Impulsiv kam er der Aufforderung nach und hielt ohne jede Störungen eine 10 Minuten dauernde Rede fließend aus dem Stegreif. Er fühlte sich Herr der Situation, alle Hemmungen waren durch den Alkoholeinfluß von ihm genommen.

Damit sei jedoch nicht gesagt, daß der Alkohol als Heilmittel für den Stotterer angewandt werden soll. Ausschlaggebend für dieses momentane Gelingen war die ungehemmte Stimmung, das Selbstbewußtsein, das alle Hindernisse über den Haufen warf. Dieser Moment ist aber auch ohne Alkohol durch entsprechende psychische Beeinflussung zu erreichen.

Von einem Arzt weiß ich, daß er von jenem Zeitpunkt an, da er gezwungen war, als Assistent an einem Universitätsinstitut im freien Vortrag vor Studenten zu sprechen, sich seine Hemmungen mehr und mehr verloren. Es war ihm klar, daß er nur durch fließenden Vortrag überzeugend wirken konnte.

Neben der Befreiung von inneren Hemmungen scheint eine mehr äußere Beeinflussung, zum Beispiel ein Wechsel in der Umgebung, sehr angebracht. Sehr oft wird dadurch das Leiden gebessert. Die neue Umgebung und namentlich der Umstand, noch nicht als Stotterer bekannt zu sein, üben unter Umständen einen wesentlichen Einfluß aus.

Interessant ist auch, daß ein Lehrer für Sprachstörungen, auch ein Arzt, der sich mit diesem Übel beschäftigt hat, mit der Zeit ein so feines Gefühl für das Stottern bei anderen (auch minimalster Art) bekommt, daß er zum Beispiel noch bei Erwachsenen merkt, daß sie in ihrer Jugend eine Sprachstörung durchgemacht haben.

Nun kommen wir zu dem, was der Laie gewöhnlich unter der eigentlichen Behandlung des Stotterers versteht. Eine Übungsbehandlung, wie sie in vielen Instituten zur Heilung von Sprachstörungen angewandt wird, trifft oft nicht den Kern der Sache. Es ist nach meiner Ansicht nicht das Wesentliche, atemtechnische oder lautbildungstechnische Schwierigkeiten zu überwinden, sondern nur allein die psychischen Hemmungen zu beseitigen, die sich dem innersten Impuls zum Sprechen in den Weg stellen. Durch die übliche Art und Weise, schwierige Lautverbindungen lesen und wiederholen zu lassen, wird dagegen die Aufmerksamkeit des Stotterers stets nur noch mehr auf sein Leiden gelenkt und die Hemmung nur verstärkt. Die Aufmerksamkeit des Schülers muß im Gegenteil gerade von der Mechanik des Sprechens abgelenkt werden, indem man stets bloß dem Sinne nach sprechen läßt. Nur halte man ihn dabei an, ruhig und langsam und namentlich mit Einhaltung der Pausen zu sprechen; sie erleichtern ihm das Atemholen, wo es nötig ist. Namentlich soll er sich einer recht deutlichen sinngemäßen Betonung befleißigen, damit seine Aufmerksamkeit auf den Sinn hin, vom Sprechen selbst abgelenkt und damit die psychische Hemmung verhütet wird. Bezüglich des langsamen Sprechens muß der Lehrer seinem Zögling unbedingt mit gutem Beispiel vorangehen, damit letzterer am Sprechen seines Lehrers hört, wie er es selber machen soll.

Nach diesen Forderungen allgemeiner Art, die von Anfang an bis zum Ende zu berücksichtigen sind, mag der Vorschlag eines speziellen Behandlungsganges folgen, der indessen je nach der Schwere und individuellen Art des Leidens beliebig ergänzt beziehungsweise durchbrochen werden kann.

Es wird mit Lesen begonnen, weil die Form des Ausdrucks bereits gegeben ist, was an und für sich den Einfluß des Sprechens erleichtert. Man wähle am Anfang Lesestücke mit leicht faßlichem Sinne. Dabei lese der Lehrer selbst laut mit. Diese Deckung durch das Mitsprechen des Lehrers gibt dem Schüler Mut; es verhindert ein Hängenbleiben, indem es den Schüler mitreißt. Anfangs wird es leise und verzagt geschehen, später herzhafter; und in demselben Maße, wie das geschieht, mäßige der Lehrer die Stärke seiner eigenen Stimme bis zum stellenweisen oder gänzlichen Verstummen. Auch beim zeitweiligen Aussetzen und Verzagen des Schülers lese der Lehrer ruhig weiter, als habe er nichts gemerkt, um so eifriger wird der Schüler wieder einfallen und mitlesen. Die Stockungen werden immer seltener werden. Durch ein Zeichen mit der Hand kann der Lehrer zweckmäßig das Tempo des gemeinschaftlichen Lesens, insbesondere die zu betonenden Stellen sowie die Pausen andeuten. Diese Zeichengebung wird im allgemeinen das Lesen des Schülers länger begleiten müssen als das laute Mitlesen durch den Lehrer. Wenn beim erstmaligen Lesen eines Stückes der Erfolg nicht allzu ungünstig war, gehe man gleich zu einem neuen Stück über, damit sich nicht schon von vornherein im Schüler das Gefühl festsetzt, daß er nur in der Wiederholung Sicherheit zu erlangen vermöge, ein Gefühl, das den Fortschritt im späteren freien Sprechen stark beeinträchtigt, und eine Tatsache, die vielleicht in der heute noch zum Teil üblichen Stottererbehandlung noch zu wenig berücksichtigt wird. Daran schließt sich das Nachsprechen auswendig gelernter Gedichte oder Prosastücke. Der Vortrag des Gedichtes wird leichter fallen als der des Prosastückes, weil der in ihm liegende Rhythmus den Fluß des Sprechens fördert.

Der nächste Schritt führt zum freien Sprechen hinüber und besteht im Spiel von Frage und Antwort. Am Anfang habe ich die Frage so formuliert, daß ein Stück der Frage zugleich auch schon ein Stück Antwort enthielt und daß ich, wenn es fehlte, die Antwort ganz oder stellenweise mitsprechen konnte. Letzteres habe ich nie versäumt, sobald es nötig erschien. Allmählich müssen die Ergänzungen durch den Schüler immer umfangreicher werden, bis schließlich die Frageform ganz aufhört und in die Aufforderung übergeht, der Schüler möge sich über dieses oder jenes Gebiet aussprechen. Als Gegenstand der Besprechung habe ich am liebsten Sachen gewählt, die den Schüler stark interessierten, damit seine Aufmerksamkeit mehr auf den Sinn als die Form der Antwort gelenkt wird, also Vorkommnisse und Dinge aus des Schülers eigenem Erleben und Beobachten. Je mehr ihn dabei die Sache selbst interessierte, um so weniger hat er an das Sprechen selbst gedacht und um so weniger werden die Hauptgedanken von verwirrenden Nebengedanken umschwirrt sein, um so bestimmter und geläufiger wird seine Antwort sein und um so weniger wird er nach Flick- und leichten Verlegenheitswörtern suchen, die seinen Sprachfehler verdecken sollen. Bei phantasievollen Kindern oder solchen mit besonders beweglichem Gedankenleben wird es dabei immer wieder vorkommen, daß eine Stockung eintritt, weil die Sprache die gegenwärtige Fülle von Gedanken und Vorstellungen nicht bewältigen kann. Dann ermahne der Lehrer durch das Taktzeichen zur Ruhe und Beherrschung und helfe mit entsprechendem Feingefühl durch Mitsprechen über die schwierige Stelle hinweg.

Zur besonderen Hebung der Sprechgewandtheit bzw. Muskelgeschicklichkeit lasse man ab und zu auch sogenannte Zungenbrecher nachsprechen, z. B. „Schnalle, schneller Schuster, mir die Schnallen an die Schuhe", „Fischers Fritz fischt frische Fische, frische Fische fischt Fischers Fritz", „Der Cottbuser Postkutscher putzt den Cottbuser Postkutschkasten" usw. Diese Übungen werden zu beliebten, aber sehr förderlichen Spielereien und geben, wenn sie mit dem Stotterer besonders gut eingeübt sind, diesem sogar häufig das beglückende Gefühl der Überlegenheit über seine normal sprechenden Kameraden. Ebenso wähle man beim Spiel im Freien gerade den Stotterer zum lauten Rufen, denn auch die Wucht des Ausdrucks räumt manche Hemmung hinweg. Insoweit sich noch krampfhafte Mitbewegungen einstellen, sind Lockerungsübungen zu empfehlen, beispielsweise Durchschütteln der Arme und Beine, allgemeine Körperschwünge, Atemübungen und leichte Streichmassage.

Nur in ganz schweren Fällen ist es nötig, die genannten Übungen durch besonders technische Nebenübungen vorzubereiten und begleiten zu lassen. Als besonders zweckmäßig erscheinen mir folgende zwei:

1. Der Schüler lerne, nach kurzem möglichst geräuschlosem Einatmen den Atem langsam auf die auszusprechenden Wörter ökonomisch verteilbar auszugeben, denn viele Stotterer haben die Gewohnheit, vor dem Beginn des Sprechens die Luft ausströmen zu lassen und dann erst mit dem verbliebenen schwachen Rest die Worte hervorzubringen.

2. Der krampfhafte Schluß der Stimmritze wird am besten verhütet durch ein leises, unter Umständen gehauchtes Einsetzen des Stammvokals und Anwachsenlassen desselben, einerlei, ob am Anfang oder nach einem Konsonanten stehend. Die dadurch am Anfang stehende, etwas veränderte Sprechart verliert sich bald wieder; dem Schüler aber wird damit ein Hilfsmittel an die Hand gegeben. Bei einem meiner Schüler konnte ich, noch bevor meine Behandlung einsetzte, dieses sprachtechnische Hilfsmittel beobachten, das er ganz alleine schon aus sich selbst heraus angewandt hatte.

Auch der bestgeheilte Stotterer muß auf Rückschläge vorbereitet werden, denn solche bleiben kaum einem erspart, sei es im Augenblick seelischer Erregung, sei es infolge überstandener Krankheit. Ist der Rückfall mehr als eine augenblickliche Sprechstörung, also ein Rückfall in das eigentliche Stottern, dann hüte man sich vor Vorwürfen. Man gehe schonend darüber hinweg; der Stotterer empfindet so schon selbst den Rückfall auf das schmerzlichste und beginne mit größter Geduld die Behandlung wieder da, von wo aus sie nötig erscheint. In den meisten Fällen wird der Erfolg sich diesmal schneller einstellen, zumal der Schüler von früher her weiß, wie er sich selber helfen kann.

Vorstehende Hinweise sind nur eine kurze Zusammenfassung dessen, was für den Arzt und den Erzieher des stotternden Kindes notwendig ist.

Vor allem wollte ich zum Ausdruck bringen, daß nach der in meiner Praxis gewonnenen und von autoritativer Seite bestätigten Überzeugung das Stottern kein mechanisches, organisches Leiden ist, das mit bloßen technischen Übungen zu heilen sei, sondern seinerseits nur durch seelische Beeinflussung zu beseitigen ist. Keinesfalls ist es ganz leicht, in jedem Falle gleich die richtige Behandlungsweise herauszufinden, und ein Hand-in-Hand-Arbeiten mit einem Spezialarzt für Sprachstörungen ist darum eine Erleichterung und Entlastung für die Verantwortlichen.

11. Dr. phil. h. c., Dr. med. h. c. Raphael Eduard LIESEGANG (1869—1947)

Nach Abschluß meiner Rückschau auf meine wissenschaftliche und klinische Lebensarbeit möchte ich noch meines väterlichen Freundes LIESEGANG gedenken, mit dem ich so manches interessante, fruchtbringende, wissenschaftliche Gespräch führte. Immer endeten wir bei der Kolloidchemie und ihrer Bedeutung für die Biologie. Mehrere gemeinsame Arbeiten entstanden daraus.

LIESEGANG war der große Forscher und Erfinder auf den verschiedensten Gebieten der Naturwissenschaft, Technik und Medizin. Sein Lebensweg ist nicht der des Wissenschaftlers, der nach bestandenem Examen auf einer erfolgreichen, mit äußeren Ehren reich gesegneten Laufbahn zum Ziele kommt. LIESEGANG bleibt der ewige Student, wie er sich so gerne selbst genannt hat. Ewig forschend, immer suchend, nie ermüdend, nur der Wissenschaft sich hingebend, wie **er** es wollte und nicht, wie **andere** es verlangten. Jeden Zwang lehnte er ab. Schon auf der Schule hat er sich mehr mit der Herkunft der französischen Wörter beschäftigt, als sie auswendig zu lernen. Dafür aber übertrug er schon als Schüler eine malaische Grammatik aus dem Holländischen ins Deutsche und arbeitete sie um. Nie hat er Abitur oder ein Examen gemacht. Als er zur Konfirmation eine Uhr erhält, montiert er das silberne Deckblatt ab und verwendet es für Heliochromieversuche. Am liebsten sitzt er am großen Regal seines Vaters, um in den verstaubten Büchern über Astronomie, Geologie oder in physikalischen und chemischen Zeitschriften nachzulesen. Als LIESEGANG nach 3maligem Wiederholen der Schulklassen das „Einjährige" erhält, verläßt er die Schule und arbeitet ein Jahr im analytisch-chemischen Laboratorium von FRESENIUS. Im Jahre 1888 schreibt der Neunzehnjährige sein erstes Buch über „Photochemie". Seit dieser Zeit erscheinen fortlaufend seine Arbeiten über die „Lichtempfindlichkeit des Jodkaliums" und die Bücher „Beiträge zum Problem des elektrischen Fernsehens" (1896), „Monismus" (1891), „Rhapsodie" (1892), die sich mit seinen Arbeiten über Farbenphotographie, über die Theorie der Farbenempfindung, Farbenauffassung gewisser Lebewesen beschäftigen. Von 1892 an bleibt er in der Fabrik seines Vaters. Unaufhaltsam arbeitet der junge Schriftsteller. Er übernimmt die Leitung des „photographischen Archivs", 2 weitere Zeitschriften und ein Jahrbuch. Seine ersten kolloidchemischen Untersuchungen über Gallerte, besonders der Brom-Chlorsilbergelatine, über Quellung und Entquellung, fallen in diese Zeit. LIESEGANG zeigt uns, daß wir unsere Blicke mehr auf die Eigentümlichkeiten der Membranen selbst richten sollen als auf die Wechselwirkungen der dabei beteiligten Flüssigkeiten. 1892 stellt er das erste matte Zelloidinpapier her. Als ihm 1904 von der Firma Friedrich Bayer die Leitung der Leverkusen-Abteilung angeboten wird, weist er in seiner Ablehnung gegen jeden Zwang diese glänzende Stellung mit den Worten ab: „Ich gehe in kein Gefängnis." 1908 erscheinen seine „Beiträge zu einer Kolloidchemie des Lebens". Schon immer hat LIESEGANG für seine verschiedenen Aufgaben die Organe der Lebewesen studiert und die Natur belauscht, um von ihr zu lernen. 1909 studierte er auf Vorschlag von EDINGER das Wesen der Golgi- und anderer Silberfärbungen des Gehirns; zeitweise hat er auch über Thymus und Basedow in der chirurgischen Universitätsklinik Frankfurt a. Main gearbeitet. Seine interessanten Untersuchungen über geologische Diffusionen und Achate machten ihn zum Entdecker der nach ihm genannten periodischen Niederschlagreaktionen, mit denen sich von nun an Forscher der ganzen Welt beschäftigen. Wie bekannt LIESEGANG war, geht aus der Adresse eines an ihn gerichteten Briefes hervor, den er mir eines Tages zeigte: „Mr. Dr. Dr. LIESEGANG, Germany". Der Brief kam aus Amerika und hat ihn ohne weitere Adresse erreicht.

Während des 1. Weltkrieges hat sich LIESEGANG mit der Herstellung von Kautschukpflaster beschäftigt. Immer weiter arbeitet der 50- bis 60jährige. Aus seiner Feder stammen weit über 300 Veröffentlichungen, darunter Handbücher der Geologie, der Kolloidchemie, der Technologie; nicht zuletzt die uns Ärzten so wertvolle medizinische Kolloidlehre. Bis kurz vor seinem Tode hat er in seinem kleinen Stübchen in Bad Homburg v. d. H. seine Versuche fortgesetzt. Sein Wissen war umfassend und schien unerschöpflich. Dabei blieb er von einer übergroßen Bescheidenheit, so daß es heute schwerfällt, eine genaue, alle Werke umfassenden Darstellung seiner Veröffentlichungen zu geben. Er hat jedem geholfen und nicht nur dem Ordinarius, auch der Student durfte ihn stundenlang in seiner Arbeit stören. Immer hatte er Zeit. Nie hat er ein großes Labor besessen, erst ganz zuletzt übernahm er die Leitung des kolloidchemischen Institutes der Universität Frankfurt am Main.

Große Apparate hat er nicht gekannt. Seine wertvollen Erkenntnisse gewann er aus Versuchen, zu denen er ein paar Glasplatten, Reagenzgläser oder leere Eierschalen benötigte. LIESEGANG war ein Polyhistor im wahrsten Sinne des Wortes, ein stiller Helfer der Menschheit, ein wahrer Meister im Reiche der Wissenschaft und Technik. Wir aber, die wir das Glück hatten, ihn während des Lebens als väterlichen Freund grüßen zu dürfen, verneigen uns voll Stolz und Dankbarkeit vor dieser menschlichen Größe. Seine Bescheidenheit und sein Wissen sind uns Verpflichtung und Vorbild.

Veröffentlichungen des Verfassers

Bücher

1. Die physikalische Seite des Blutgerinnungsproblems und ihre praktische Bedeutung. Verlag G. Thieme, Leipzig 1931.

2. Thrombose-Embolie in kolloidchemischer Betrachtung, neue therapeutische Wege. Verlag Th. Steinkopff, Dresden 1933.

3. Heilquellen und Heilklima. Verlag Th. Steinkopff, Dresden 1934.

4. Erforschung und Praxis der Wärmebehandlung in der Medizin einschließlich der Diathermie und Kurzwellentherapie (gemeinsam mit Prof. Rajewski). Verlag Th. Steinkopff, Dresden 1937.

5. Überwärmung als Heilmittel. Hippokrates-Verlag, Stuttgart 1948.

6. Der menschliche Harn als Heilmittel (gemeinsam mit Dr. Krebs). 2. Auflage, Hippokrates Verlag, Stuttgart 1948.

7. Umstrittene Heilverfahren. Hippokrates-Verlag, Stuttgart 1953.

8. Körpereigene Abwehr und bösartige Geschwülste. Tumorbeeinflussung durch Hyperthermie und Hyperämie (gemeinsam mit Dr. Selawry). Karl F. Haug Verlag, Ulm 1956.

9. Konstitution und Dyspepsie. 2. Auflage, Hippokrates Verlag, Stuttgart 1958 (gemeinsam mit Chefarzt Dr. Waterstradt).

10. Heilung durch Überwärmung. Wilkens Verlag, Hannover 1967.

11. Kurzgefaßtes Lehrbuch der physikalischen Therapie (gemeinsam mit Prof. Schliephake). 4. völlig umgearbeitete Auflage, Verlag für Medizin Dr. Ewald Fischer, Heidelberg 1972.

Größere Beiträge in:

1. Grote-Meyer: Möglichkeiten der Therapie, Behandlung der Erkrankungen der Atemwege. Bd. III, Hippokrates-Verlag, Stuttgart 1954.

2. Schliephake, E. / Smets, R. / Lampert, H. / Pfleiderer, H.: Physikalische Therapie, Balneotherapie, Klimatherapie. Verlag Hans Huber, Bern 1958.

3. Heine, K. H.: Zur funktionellen Pathologie und Therapie der Wirbelsäule. Verlag für praktische Medizin, Berlin 1957.

4. Meyer: Modernes Krankenhaus. „Die physikalisch-therapeutische Abteilung". Verlag für Gesamtmedizin, Berlin 1959.

Außerdem eine größere Anzahl von Veröffentlichungen in Zeitschriften.

Literatur

Zu: A. Wissenschaftliche Arbeit

1. Die physikalische Seite des Gerinnungsproblems und ihre praktische Bedeutung — *Seite 11*

v. Aganoff: Untersuchungen des Durchlässigkeitsvermögens von 198 Substanzen für ultraviolettes Licht. Mem. de lasocietée mineralogique (Petersburg) **39**, 497—627 (1902).

Aynaud, M.: Le globulin des mammifères. Thèse, Paris 1909.
— Méthode de numération des globulins l'homme. C. r. Soc. Biol. Paris **1**, 1062 (1910).

Baar und Székoly: Über die Plättchenzerfallsgeschwindigkeit bei normalen Kindern, bei der Hämophylie und Thrombopenie. Z. Kinderheilk. **48**, 31—42 (1929).

Barta und Jacob: Die Bedeutung der Blutplättchen und der Bluteiweißstoffe bei der Thrombenbildung. Dtsch. Arch. klin. Med. **164**, H. 5 u. 6, 53.

Beck und Clairmont: Die Bluttransfusion. Dtsch. med. Wschr. **52**, Nr. 42, 1782.

Bernheim, J.: Amer. med. Assoc. **77**, 275 (1921).

Bizzozero, J.: D'un nouvel élément morphol. du sang. Arch. ital. de Biol. (Pisa) **2**, 345 (1882) und **3**, 94 (1883).

Sur les plaquettes du sang. Arch. ital. de Biol. (Pisa) **16**, 375 (1891).
— Virchows Arch. **90**, 261 (1885).

Bond, C. J.: The leukocyte in health and disease. London 1924.

Bordet und Gengou: Recherches sur la coagulation du sang. Ann. Inst. Pasteur **15** (1901) und **17**, 822 (1903).

Boshamer: Über Zählung, Resistenz und Neubildung von Blutplättchen. Z. exper. Med. **48**, 631 (1926).
— Fol. haemat. (Lpz.) **33**, 105 (1926).

Brodie und Rusell: The enumeration of blood-platelets. J. of. Physiol. **21**, 392 (1897).

Brücke, E.: Über die Ursache der Gerinnung des Blutes. Virchows Arch. **12**, 81 (1857).

Brynchonenko und Steppuhn: Münch. med. Wschr. **74**, 13—16 (1927).

Bürker, K.: Blutplättchen und Blutgerinnung. Pflügers Arch. **102**, 41 (1904).
— Beschreibung des Apparates. Pflügers Arch. **149**, 318—326.
— Münch. med. Wschr. **1904**, 27 und 1189.

Bürkle-de la Camp: Zbl. Chir. Nr. 14 vom 4. April 1931.

Deetjen: Abderhaldens Handbuch der biochemischen Arbeitsmethoden **6**, 383 (1912).
— Zbl. Physiol. **22**, 294 (1909).
— Zerfall und Leben der Blutplättchen. Z. physiol. Chem. **1909**, 63.

Degkwitz, R.: Studien über Blutplättchen. Fol. haemat. (Lpz.) **25**, 153 (1920).

Determann: Arch. klin. Med. **61**, 365 (1898).

Dietrich, A.: Münch. med. Wschr. **1929**, 272.

Derewenko, W. N.: Beitr. path. Anat. **48** (1910).

DEUTSCH: Umkehrbare und nicht umkehrbare chemische Vorgänge an Grenzflächen. Z. physik. Chem. **136**, H. 5, 353 (1928).

DÖHRING, E.: Physikalische Beiträge zum Problem der Blutgerinnung. Dissertation, Greifswald 1920.

DÖLTER, C.: Verhalten der Mineralien in Röntgen- und X-Strahlen. Jb. Mineralogie **94, II**, 254 (1896).

— Einwirkung von Radium und ultravioletten Strahlen auf Mineralfarben. Mh. Chem. **30**, 179—229 (1918).

v. DOMARUS: Methodik der Blutuntersuchung. Berlin 1921.

DRINKER und BRITTINGHAM: Arch. int. Med. **23**, 133 (1919).

DUERST, HUGUENIN und FISCHER: Über die Wirkung der Kalisalze auf den Organismus nach experimentellen Untersuchungen an zwei Generationen von Schweinen. Münch. med. Wschr. **20**, 829 (15. Mai 1931).

EDELMANN, A.: Über ein bisher unbekanntes Blutelement. Wien. klin. Wschr. **1931**, 25.

FISCHER, B.: Über intravenöse Injektion von Kampferöl. Berl. klin. Wschr. Nr. **31** (1. August 1921).

FLOESSNER, O.: Beobachtung und Zählung von Blutplättchen. Z. Biol. **77**, 113 und 128 (1922).

FONIO, A.: Die Gerinnung des Blutes. Handb. d. normalen und pathol. Physiol. **6**, 1, 28. (Ausführliche Literaturangaben).

— Über ein neues Verfahren der Blutplättchenzählung. Dtsch. Z. Chir. **117**, 176 (1912).

— Über die neue Blutstillungsmethode und Wundbehandlung durch das Koagulin. Kocher-Fonio. Korresp.bl. Schweiz. Ärzte **43** (1913).

— Über vergleichende Blutplättchenuntersuchungen. Korresp.bl. Schweizer Ärzte **45**, 1505.

— und Schulzinger: Über eine Methode der Bestimmung der Gerinnungsvalenz des Blutes. Korresp.bl. Schweiz. Ärzte **47**, 639 (1917).

FREY, S.: Experimenteller Beitrag zur venösen Luftembolie. Arch. klin. Chir. **148** (1927). (Kongreßbericht).

FREUND, E.: Ein Beitrag zur Kenntnis der Blutgerinnung. Med. Jahrbücher, Wien, **13**, 46 (1886).

— Über die Ursache der Blutgerinnung. Med. Jahrbücher, Wien, **15**, 259 (1888).

FREUNDLICH, H.: Kapillarchemie. Auflage 1922, S. 211.

FRÜND: Erfahrungen mit der Prophylaxe postoperativer Thrombose und Embolie. 53. und 54. Chirurgenkongreß. Arch. klin. Chir. **1929** und **1930**.

GELLI: Verhandlungsbericht. Kongreß f. innere Med. **52**.

GOLDSCHEIDER und JACOB: Über die Variationen der Leukozytose. Z. klin. Med. **25** (1894).

HAAS: Klin. Wschr. **7**, 1356 (1928).

HAMBURGER: Experimentorium circa sanguinis coagulationen specimen primum, Berolini 1839. Dissertation.

HANF-DRESSLER: Unsere Erfahrungen mit dem neuen „Athrombit"-Transfusionsapparat (nach LAMPERT-NEUBAUER). Münch. med. Wschr. **1931**, Nr. 6, 235.

HANKING, E. H.: Über den Ursprung und Vorkommen von Alexinen im Organismus. Zbl. Bakter. **12**, 779 (1892).

HAYEN, G.: Recherches sur l'évolution des hématies dans le sang de l'homme et des vertibrés. Arch. de physiol. norm et pathol., 2 série, **5**, 692 (1878) et **6**, 201 et 577 (1879).
— Du sang. Paris 1889.

HAYEN, G.: Leçons sur les maladies du sang. Paris 1900.
— L'hématoblaste. Paris 1923.

HAYKRAFFT, J.: An anount of some experiments which show that fibrin-ferment is absent from circulating Blood. J. of Anat. and Physiol. **22** (1888).

HAMARSTEN, O.: Über das Fibrinogen. Arch. Physiol. **19**, 606—608 (1879).

HEKMA: Biochem. Z. **74**, 63 und 219 (1916).
— Internat. Z. f. physik. u. chem. Biologie **2**, 279, 299 und 352 (1915).

HEUSSER, H.: Dtsch. Z. Chir. **1010**, 132 (1928).

HEWSON: Experimental inquiry into the properties of the blood. S. 76. London 1827.

HOFMANN: Dtsch. med. Wschr. **11**, 861 (1926).

HORWITZ, Z.: exper. Med. **1930**.

HOWELL und HOLT: Amer. J. Physiol. **47**, 328 (1918) und **71**, 553 (1925).

JOANNIDES und CAMERON, J.: amer. med. Arch. **82**, 1187 (1924).

ISSAC: Schmidts Jb. **317**, 1 (1913).

KAYAN: Zur Technik der Viskositätsbestimmung. Dtsch. Arch. klin. Med. **102** (1911).

KATZ und LUFFKOWITZ: Erg. inn. Med. **33**.
— — Die Blutkörperchensenkung. Verlag Springer, Berlin 1928. (Ausführliches Literaturverzeichnis.)

KEMP und CALHOUN: La numération des plaquettes du sang et la relation des plaquettes et des leukocytes avec la coagulation. Arch. ital. de Biol. (Pisa) **36**, 82 (1901).
— — Amer. J. Physiol. **5**, 4 (1901) und **6**, 10 (1902).

KLEBAUSKY: Ronas Berichte **42**, 695.

KNUDSON und GRIGG: Kongreßzbl. inn. Med. **23**.

KOLDER, H.: Gerinnungs- und Senkungsbeschleunigung des Blutes nach intravenösen Injektionen. Münch. med. Wschr. **1929**, II, 1665—1666.

KÖHLER: Die Gerinnungs- und Senkungsbeschleunigung des Blutes nach intravenösen Injektionen. Münch. med. Wschr. **40** (4. Oktober 1929).

KRISTENSON, A.: Studien über die Anzahl der Blutplättchen beim Menschen. Akademische Abhandlung, Upsala 1924. (Ausführliches Literaturverzeichnis.)
— Acta med. scand. (Stockh.) **57**, 301.
— Beobachtungen über die Thrombozytenzahl bei klinischer Venenthrombose. Acta med. scand. (Stockh.) **5/6**, 45 (1928).
— Beobachtungen über die Anzahl der Thrombozyten bei experimentell an Kaninchen hervorgerufener Thrombose. Acta med. scand. (Stockh.) **2/3**, 167 (1929).
— Zur Methodik der Thrombozytenzählung beim Menschen. Acta med. scand. (Stockh.) **2/3**, 227 (1928).
— Beobachtungen über das zahlenmäßige Verhalten der Thrombozyten bei Anämie perniciosa. Uppsala Läk. för. Förh. **35**, 3—4.

KRIZENECKY: Relation entre la tension superficielle des liquides biologique dans l'air et dans en milieu anal. au protoplasma. C. r. Soc. Biol. Paris **97**, Nr. 36, 1765—1768 (1924).

KUBÀNYI: Die Bluttransfusion. Verlag Urban & Schwarzenberg, Berlin—Wien 1928.

KÜHL: Schicksal und Wirkung transfundierten Blutes. Erg. inn. Med. **34** (1928).

KUHN: Über Synärese. Kolloid-Z. **46** H. 4 (Dez. 1928).

KUSAMA: Beitr. path. Anat. **55, 459** (1913).

LACKER: Sitzungsber. ksl. Akad. Wiss., III. Abtg., Juliheft 1884.

LAMPERT, H.: Die Methode der Wahl für die Bluttransfusion. Kongreßbericht der 5. Tagung der Vereinigung Nordostdeutscher Chirurgen, 7. Dezember 1929. Zbl. Chir. **1930**, Nr. 4, 249—251.

— Die Bestimmung der Blutgerinnungszeit. Münch. med. Wschr. **1930**, Nr. 14, 586.

— Vereinfachung der Bluttransfusion. Dtsch. med. Wschr. (1. Mai 1931).

— Como avitar los factores extravasculares aceleradores de la coagulaciòn e la prueba de la velocidad de coagulacion de la sangre? Rev. méd. germano-ibero-amer. **1930**, Nr. 8, 482—488.

— Zum Thrombose-Emblieproblem. Chirurgenkongreß 1931.

— Ein neuer Bluttransfusionsapparat. Zugleich ein Beitrag zur Kenntnis der thrombagogen Eigenschaften fester Stoffe (gemeinsam mit Prof. Neubauer). Münch. med. Wschr. **1930**, Nr. 14, 582.

— Die Bedeutung von Athrombit (echt Bernstein) für die Thrombozytenzählung. Internistenkongreß 1931.

LAMPERT, H.: Blutgerinnung und Benetzbarkeit. Internistenkongreß **42, 648** (1930).

— Como si possano evitare i fattori extracascolari acceleranti la coagulazione del sangue nella determinazionen del tempo di coagulazione. Boll. Ist. sieroter. milan. **9** (Settembre 1930).

— Die Wirkung von Muskelanstrengung und nachfolgender Massage beim Gesunden. Z. physik. Ther. **1930** und **1931**. (5 Mitteilungen.)

LANDOIS: Die Transfusion des Blutes. Verlag Vogel, Leipzig 1875.

LARREBEO, J.: amer. med. Assoc. **80, 838** (1923).

LEIFTE: Über die elektrische Oberflächenleitfähigkeit von Preßbernstein. Z. Physik **62**, H. 9/10 (1930).

LUBARSCH: Thrombose und Embolie. Jkurse ärztl. Fortbildg. **1916**, 17.

MAIA: Fehlerquellen bei Bestimmung der Blutsenkungsgeschwindigkeit. Physiol. Ber. 480, **54**, H. 7/8 (4. Juni 1930).

MARTIN: Über experimentell erzeugte Lungenembolie bei Hunden; durch kinematographische Aufnahmen festgehalten. Arch. klin. Chir. **155**, 577 (1929).

MORAWITZ: Handbuch der Biochemie des Menschen und der Tiere **2, II,** 70 (1909).

— Die Blutgerinnung. Handbuch der biologischen Arbeitsmethoden von Abderhalden, Abtg. 4, Teil 3, 1 (1924).

— Die Chemie der Blutgerinnung. Erg. Physiol. **4**, 307 (1905). (Ausführliches Literaturverzeichnis.)

MÜLLER, E. F.: Klin. Wschr. **1926**, 16 und 23; **1929**, 252 und 1027.

NASSE: Abschnitt Blut im Handwörterbuch der Physiologie von Rudolph Wagner (1842).

OELECKER: Indikation zur Bluttransfusion. Chirurg 1, H. 13 (1929).

OTSUKE, S.: Experimentelle Untersuchung über Blutplättchen. Okayama-Igakkai-Zasshi (jap.) 41, 1131—1145 (1929); Ref.: Ber. Physiol. 52, H. 9/10 (1930).

OTTENSTEIN B.: Zur Technik der Dauerblutentnahmen mit Hilfe von Ainitpunktionsnadeln. Klin. Wschr. 1930, II.

PETRI, S.: A new method for counting blood platelets in undiluted citrated plasma. J. Labor. a clin. Med. 14, 950—954 (1929).

POCKELS, A.: Über Randwinkel und Ausbreitung von Flüssigkeiten auf festen Körpern. Physik. Z. 15 (1914).

PFEIFFER, R. und HOFF: Blutplättchenkurve und Menstruation. Zbl. Gynäk. 46, H. 2, 1765 (1922).

v. PHILIPSBORN: Untersuchungen über die Klebrigkeit der lebenden Leukozyten gesunder und kranker Menschen. Fol. haemat. (Lpz.) 41, H. 1/2 (1930).

PORT und AKIGAMA: Klinische Untersuchungen über die Blutplättchen. Dtsch. Arch. klin. Med. 106, 362 (1912).

PONDER, C. W.: A simple method of obtaining a Preparation of living isolated Leukocytes. Lancet 12, H. 12, 1746 (1908).

PREKOVSKY, K.: Untersuchung des Zystozymapparates der Senger. Bratislav. lék. Listy 9, 979—993 (1930); Ref.: Ber. Physiol. 52, H. 9/10 (1930).

PUCHBERGER: Wien. klin. Wschr. 1905.

RABL, H.: Über eine elektive Färbung der Blutplättchen in Trockenpräparaten. Wien. klin. Wschr. 9, 1060 (1896).

RATSCHOW, M.: Experimentelle Untersuchungen über künstliche Thrombose. Inaugural-Dissertation, Breslau 1929.

REBENDI, S.: Blood platelets during pregnancy, labor, the puerperium and menstruation and in the new born. Amer. J. Obstetr. 56, 475 (1907); Ref.: Fol. haemat. (Lpz.) 6, 808 (1908).

REED: Amer. J. Physiol. 74, 79 (1925).

RINNE: Röntgenographische Untersuchungen. Z. Kristallographie 60, 55—69 (1924).

RITTER: Über die Bedeutung des Endothels für die Entstehung der Venenthrombose. Jena 1926.

ROSKAM: Bull. Soc. belge Biol. 45, 1122.

ROST: Münch. med. Wschr. 1929, 910.

SCHRIDDE: Die Entstehung der Blutplättchen. Dtsch. med. Wschr. 1911, Nr. 51.

SCHENK, M.: Ein Verfahren zum Zählen der Blutplättchen. Münch. med. Wschr. 68, 427 (1921).

— und SPITZ: Über Blutplättchenzählmethoden. Med. Klin. 17, 305 (1921).

SCHIBIG: Über die Bedeutung der Viskositätsmessung für die Kenntnis der organischen Kolloide. Dissertation, Zürich 1913. (Ausführliches Literaturverzeichnis.)

SCHINDOH, N.: Beiträge zum Studium der Retraktibilität des Blutkoagulums. Okayama-Igakkai-Zasshi (jap.) 42, 35—49.

SCHIMMELBUSCH: Virchows Arch. 101, 201 (1885).

Schmidt, A.: Über Faserstoffgerinnung. Arch. Physiol. **1862**. — Weiteres über den Farbstoff und die Ursache seiner Gerinnung. Arch. Anat. Physiol. u. wissensch. Med. von Reiders und du Bois-Raymond 1961—62 (4 Arbeiten).

v. Seemann: Dtsch. Z. Chir. **223**, 1 (1930).

Starlinger und Sametnik: Über die Entstehungsbedingungen der spontanen Venenthrombose. Klin. Wschr. **1927**, 27.

Stuber und Lang: Klin. Wschr. **1930**, 1113.

Stuber: Neuere Ergebnisse und Arbeiten über Blutgerinnung. Fol. hoemat. (Lpz.) **35** (1914); s. Literatur.

Stübel: Arch. Physiol. **156**, 361 (1914).

Tannenberg, J. und Fischer-Wasels, B.: Die lokalen Kreislaufstörungen. Handbuch der normalen und pathol. Physiol. **7**, 2 (1927). (Ausführliches Literaturverzeichnis).

Thackrah: An Inquiry into the nature and the proporties of the blood in health and Disecase. London 1819.

Thomson, O.: A method for direct count of the blood plates in the blood. Acta med. scand. (Stockh.) **53**, 507 (1920).

— A mecromethod for counting of blood plates. Acta med. scand. (Stockh.) **58**, 515 (1923).

Tietze: Untersuchungen über Gerinnungszeit des Blutes von Schafen und Rindern. Ref.: Physiol. Ber. **1929**, 272; Landw. Jb. **68**, 775—806 (1929).

Tyanck: Die Technik der Bluttransfusion. Meslunger Med. pharm. Mitt., H. 55.

Unger J.: amer. med. Assoc. **77**, 2107 (1921).

— Über Blutgerinnung. Zbl. Physiol. **1912**, Nr. 24, 1234.

Vigyàzò, J.: Zbl. Chir. **55**, 70 (1928).

Virchow: Gesammelte Abhandlungen über den Faserstoff, **1856**, II.

— Virchows Arch. **1**, 572.

Wagner: Handwörterbuch der Physiologie. Braunschweig 1842.

Wahlig: Embolievermehrung und intravenöse Injektionen. Klin. Wschr. **45** (1930).

Walsem, van G. C.: Beiträge zur klinisch-morphologischen hämatologischen Technik. Z. Mikrosk. **31**, 310 (1914).

Weltmann: Wien. klin. Wschr. **1914**, 28.

Wiener, Kurt: Studien zur Blutgerinnungslehre. Mschr. Kinderheilk. **42**, 496 bis 510.

Wöhlich, E.: Die Physiologie und Pathologie der Blutgerinnung. Erg. Physiol. **28** (1929).

Wright, A. und Colebrock, L.: Technique of the teat and capillary Glass tube. 1921.

Zeller: Neue Methode der Blutplättchenzählung nebst einigen Resultaten. Z. exper. Med. **10**, 103 (1920).

— Untersuchungen von Blutplättchen Gesunder und Kranker. Münch. med. Wschr. **69**, 197 (1922).

— Die Differenzierung der Blutplättchen. Dtsch. med. Wschr. **48**, 505 (1921).

Zurhelle: Agglutination der Blutplättchen. Zieglers Beiträge **47**, 539 (1910).

Literatur

Zu: A. Wissenschaftliche Arbeit

3. Das Schrumpfungsproblem (Synärese) — Erste Arbeitshypothese für die Entstehung — *Seite 24*

LIESEGANG und LAMPERT: Blutserumausscheidung und Synärese Z. f. exper. Medizin **82**, h. 1/2, 175 (1932).

LAMPERT, H.: Kolloidzeitschrift **60**, H. 1, 7 u. 8 1932.

LIESEGANG und LAMPERT: Kolloidztschr. **60**, 10 (1932).

HOLMES, N. H. J.: americ. chem. Soc. **41**, 1329 (1919).

FUCHS Z.: exper. Mediz. **79**, 11 (1931).

ROSKAM, C.: r. Soc. Biol., Paris **1927**, 730.

OPITZ und METZDORF: Dtsch. med. Wschr. **47**, 504—505 (1921).

AYNAUD, C.: r. Soc. Biol., Paris **1913**, 385—386.

ESTRATTO: delia, Riv. clin. Med. **1932**, 4.

ROSEMANN: Wien. Arch. inn. Med. **4.**

SHINOGAKI: Okayama-Igakkai-Zasshi (jap.) **43**, 2654—2670 (1931).

TETZNER, Z.: exp. Med. **64**, h. 3 u. 4 (1919).

PRAKASH, W. und DHARE, N. R. J.: physiol. Chemie **35**, 620—637.

Literatur

Zu: A. Wissenschaftliche Arbeit

4. Das Embolieproblem — *Seite 26*

STAEMMLER u. WILHELMS: Die Medizinische **1639**, 1953.

LUBARSCH: Jahreskurse für ärztl. Fortbildung, Januar-Heft **1916.**

RANZI: Über postoperative Lungenkomplikationen embolischer Natur. Arch. f. klin. Chirurgie **87**, 1908.

GERLACH: Embolie. Neue Dtsch. Klinik, **3.**

DIETRICH, A.: Thrombose. Berlin—Wien 1932.

GSELL, O. u. STRÄSSLE, B.: Therapie der Thromboembolien. Med. Klinik **45**, 1963, S. 1825.

v. BAUMGARTEN: Die sogenannte Organisation des Thrombus. Leipzig 1877.

BENECKE: Die Thrombose. Handbuch der allg. Pathologie (Krehl-Marchand) **2**, Abtlg. 2, 238, Leipzig 1913.

LAMPERT u. LIESEGANG: Blutserumausscheidung u. Synärese. Ztschr. f. die ges. exp. Medizin, Bd. 82/1, 2. H., 1932.

LAMPERT: Grenzflächenfernwirkung u. Raumeinfluß. Ztschr. f. Biologie Nr. **94**, H. 4, 1934.

LAMPERT: Die Bedeutung der Kolloidchemie für die Balneologie: 1. Mitteilg.: Das Übersättigungsproblem. Der Balneologe H. 1, 1935. — 2. Mitteilg.: Zur Frage der Steinbildung im menschlichen Körper. Mü. Med. Wo. Schr. 26, 1935.

LAMPERT: Diffusions-Histologie. Ztschr. f. wiss. Mikroskopie u. f. mikroskopische Technik, 1935.

LAMPERT: Die Bedeutung der Synärese für Entstehung u. Behandlung von Embolie u. Steinkrankheiten. Kolloid-Ztschr., Bd. 85, Nr. 43, 1938.

LAMPERT: Die kolloidchemische Seite des Alterns und ihre Bedeutung für die Entstehung und Behandlung einiger Krankheiten. Ztschr. f. Altersforschung, Bd. I, H. 2, 1938.

LAMPERT: Das Schrumpfungsproblem und seine Bedeutung für die Frage der Netzhautablösung. Klin. Monatsblätter f. Augenheilkunde, 106. Band, 1941.

LAMPERT: Embolie u. Nierensteinanfall. Arzt und Patient, H. 10/1950.

LAMPERT: Die physikalische Seite des Blutgerinnungsproblems und ihre prakt. Bedeutung. Verl. G. Thieme, Leipzig, 1931.

KAPPERT, A.: Der heutige Stand der fibrinolytischen Therapie. Med. Klinik 45, 1963, S. 1844.

DEWAR, H. A., STEPHENSON, P., HORBER, A. R., CASELS-SMITH u. ELLIS, P. A.: Fibrinolytische Therapie der Koronarthrombose. Brit. med. Journ. 1963, Nr. 3535, S. 915—920.

MATIS, P., MAYER, W., u. NAGEL, W.: Zur Frage des Auftretens von Thromboembolien u. Blutungen während vorsorglicher Gerinnungshemmung. Die Med. Welt, 16. 9. 61/Nr. 37.

HEKMA: Biochem. Z.: I. Mitteilg., 62, 161 (1914), II. Mitteilg., 63 184 (1914), III. Mitteilg., 63, 204 (1914, IV. Mitteilg. 64, 86 (1914), V. Mitteilg,. 65, 311 (1914), VI. Mitteilg., 73, 370 (1916), VII. Mitteilg., 73, 428 (1916), VIII. Mitteilg., 74, 63 (1916), X. Mitteilg., 77, 249 (1916), XI. Mitteilg., 77, 256 (1916).

RIENMÜLLER, J.: Gleichstromeinwirkung auf das menschliche Blut. Elektromedizin 4, 1959, Nr. 5, S. 162.

KRAAS, E.: Die Wirkung des elektrischen Stromes auf intravasale Gerinnsel im Tierexperiment. Arch. f. klin. Chirurgie 194. Bd./1936.

STEIGLER: Der Einfluß des elektrischen Stromes auf die Retraktion intraversaler Blutgerinnsel. Dissertation Frankfurt/M., 1935.

LEWALTER: Der Einfluß des elektr. Gleichstroms auf die Retraktion intravasaler Blutgerinnsel und des Kieselsäuregels. Dissertation Frankfurt/M. 1935.

WAGNER: Handwörterbuch der Physiologie 1 (1842), Abschnitt Blut von Nasse.

FUCHS: Ztschr. experimentelle Medizin, 79, H. 1/2 76—86 (1931).

LAMPERT: Die Physik der Blutgerinnung, Kolloid-Ztschr. 60, 7 u. 8 (1932).

LAMPERT: Neue Anschauungen über das Thrombose-Embolie-Problem. Klin. Wschr. 19 (1932).

HAYEM, G.: Arch. Physiol. norm. et Pathol., Paris 2, 5, 692 (1878).

LE SOURD et PAGNIEZ: C. r. Soc. Biol., Paris 1906, 11, 635.

FONIO, A.: Die Gerinnung des Blutes. Handbuch der normalen und pathologischen Physiologie 6, I (Berlin 1928).

OPITZ u. SCHOBER: Jb. Kinderheilkunde 103, 98 (1923).

Lampert: Thrombose u. Embolie in kolloidchemischer Betrachtung, neue ther. Wege, in „Med. Kolloidlehre", herausgegeben von Lichtwitz, Liesegang u. Spiro. Verl. Steinkopff, Dresden, 1933.

Naosako Shondo: Okayama Igakkei (jap.), 42, 35—49.

Roskam, J.: C. r. Soc. Biol. Paris 2, Nr. 45, 1122—1124 (1926).

Achard, C., u. Aynaud, M.: C. r. Soc. Biol. Paris 65, 332 (1908).

Sacerdotti, L.: Arch. Soc. Sci. méd. et biol. Montpellier 23, 338 (1908).

Pickering, J., u. Hewitt, J. A.: Quart. J. exper. Physiol. 13, 199 (1923).

Howell, W. H.: Americ. J. Physiol. 40, 526 (1916).

Iringer, E.: Histologische Altersbestimmung von Thrombose und Embolien. Virch. Arch. 336, 220—237, 1963.

Rienmüller: Zur Behandlung der Beinvenenthrombose mit dem Dissoziationsstrom. Mü. Med. Wo. Schr. 1961, Nr. 40.

Sawyer u. Deutsch: Use of Electrical currents to delay intravasculär Thrombosis in experimental animals Americ. J. Physiol. 187, 473—478 (1956).

Lampert: Kolloidchemische Untersuchungen über das Embolieproblem. Die Heilkunst, 5, 1903 (1963).

Lampert: Rekanalisierung intravasaler Blutgerinnsel. Ärztl. Sammelblätter, 12 (1960).

Zollikofer: Zur Therapie der Thrombose u. Embolie. Praxis, Schweiz. Rundschau f. Medizin 49, 1134—1138 (1959).

Köhler, W.: Transkardiale Magnesium-Ionenphorese bei Angina pectoris. Med. Klinik, 22 (1962).

Holzer: Physikalische Medizin. Wien (1941).

Rager, G. R.: Traitement de l'insuffisance coronarzienne par une nouvelle méthode d'intégration Electeo-ionique cellutaire. Actualités cardiologiques et angéologiques internationales 13⁰ Année, No. 1 (1964).

Literatur

Zu: B. Klinisch-ärztliche Tätigkeit

2. Das Überwärmungsbad — *Seite 60*

Anderson, Arnod und Trautmann: The Treatment of gonococcal infection in female with pyretotherapy. Abstract papers and discussion. Fifth annual Fever conference. Dayton Ohio May 2 and 3, 1935 S. 33—34.

Alder: Med. Klin. 1523/1938.

Alwens: Vortrag über Fleckfieber, Referat Münch. med. Wschr. 1943, 3 S. 60.

Aschenbrenner und Bayer: Epidemisches Fleckfieber, Verlag Enke, Stuttgart, 1944.

Askani: Kinderpraxis 8, 322/137.

Auclair Halphen et Dreyfus: Traitement de la Blennoragie par les ondes courtes. S. franc. d'électro-thérapie et de radiologie, nov. 1937.

Aufrecht: Therapeutische Monatshefte 1894, 8.

Baelz: Das heiße Bad in physiologischer und therapeutischer Hinsicht. Verhdlg. des Congresses f. inn. Medizin .S 401 1892.

Barnacle Ewalt und Ebaugh: Artificial Fever Treatment of Chorea: Preliminary Report. Journ. Americ. Med. Ass. 100, 2046, 1935.

Bauer: Konstitutionelle Disposition zu inneren Krankheiten, Verlag J. Springer, Berlin, 1924.

Bawford: The treatment of mental disorders by pyrexia produced by diathermy. Lancet 1932, Bd. VII, S. 337.

Bazett and Haldane: Some effects of hot baths on man. Am. Journ. Physiol. 1921 Bd. LV, S. 4.

Belak: Mitteilungen 1939—40 des Instituts für allgemeine Pathologie und Bakteriologie der Universität Budapest.

Benvenuti: Marina: Sul meccanismo di azione della malariaterapia VIII Roma: Luigi Pozzi 1933 Ref. Zbl. Neur. 72,50 (1934).

Bergh, van den H.: Klin. Wschr. 1932, 1534.

Bessemans et Thiry: Nouveaux essais d'applications de la hermothérapie locale (bains d'eau chaude et diathermic par ondes longues faiblement amorties) au traitement de la syphilis primaire es secondaire chez l'homme. Bruxelles méd. 15 et 22 janv. 1933 Bd. XIII, S. 229—322.

Bessemans: Americ. Journ. Syphil. 22, 478 (1938).

Bessemans, Willems et de Potter: L'effect curatif du schoc anaphylactique sur les manifestations syphilitiques. C. R. Congrès nation. scient. belg. 1930, Liège 1931, S. 1155. Bruxelles Méd. 1931, S. 136.

Bessemans, de Potter et Hacqaert: Balneo-thermoprophylaxie générale et locale de l'infection syphilitique expérimentale. C. R. Soc. Biol. Séance belge du 27 avril 1929, S. 163.

Bennet and Bruce: Preliminary report of the university of Nebraska, abstract papers and discussions. Fifth annual Fever Confer. Dayton Ohio, 1935, S. 23 bis 24.
Encomium febris quartanae, Gulielmo Insulano Menopio Greni-brugensi autore. Basil. 1542.

Bezançon et Jacquelin: Asthma et fiévre, Presse médic. 1931, S. 1685—1688.

Biermann und Vesell: The electrocardiogramm in fever. Fifth annual Fever conference, Dayton Ohio 1935 S. 78—80.

Biermann und Horowitz: Gonococcal Infection in the female treated by means of combined systemic and additional pelvic heating, Fifth annual Fever conference Dayton Ohio, 1935 S. 30—31.

Bishop, Lehman, Emmy und Warren: A comparison, of three electrical methods of producing artificial hyperthermia. Journ. Americ. Medic. Assoc. 104, 910—915, 1935.

Bier: Hyperämie als Heilmittel, 6. Auflage, Verlag F. C. W. Vogel, Leipzig 1907.

Boeters: Therapie der progressiven Paralyse, Fortschritte der Neurologie und Psychiatrie und ihrer Grenzgebiete, XII. Jg. 1940 S. 307.

Borchardt: Klin. Konstitutionslehre, 2. Aufl., Verlag Urban & Schwarzenberg. Berlin 1930.

150

BEUING: Die Porphyrinurie bei der Behandlung mit Malaria, Pyrifer, Anaesthesulf und Überwärmungsbädern. Münch. med. Wschr. 10, 253, 1940.

BOAK, CARPENTER und WARREN: The Thermal death time of 1930 strains of Neisserta gonorrheal. Fifth annual Fever conference, Dayton, Ohio, 1935, S. 5.

BÜSSOW: Zur Frage der Dosierung bei der unspezifischen Paralysetherapie. Allg. Z. Psychiatr. 106, 347 (1937).

BUXBAUM: Lehrbuch der Hydrotherapie, Verlag G. Thieme, Leipzig, 1903.

CAHN und HAVET: Métabolisme des glucides, lipides et protides au cours de l'hyperthermie. S. de Biol. 22, 1933 S. 587.

CARRIÉ: Die Porphyrine, Verlag G. Thieme, Leipzig, 1936.

CARPENTER und PAGE: Psych. Quart. April 1931.

CADY und EWERHARDT: Febrile body Temperatures as possible adjunct treatment in Wassermann — fast syphilitic patients. Amer. Journ. Syphil. 1929, Bd. XIII, 3. S. 313.

CAVINA: cit. nach 23.

Congrès français, XXIII. Session, Québec, 1934.

CLAUDE und RUBENOVITSCH: La pyrétothérapie en psychiatrie. I. Internation. Congress von New York. April 1937.

CRAMER: Problematik der Geschwulstkrankheiten in der Jetztzeit, Med. Klinik 16, 1946, S. 337.

DATTNER: Klin. Wschr. 177, 1924.

DATTNER: Moderne Therapie der Neurosyphilis, Wien 1933 S. 163—164.

DANIELSON und STECHER: Acid base Balance of blood in hyperthermia. Proc. Soc. Exper. Biol. and Med. 32 1935, S. 1015—1016.

DAUSSET und DOGNON: Les. ondes courtes en biologie et medicine. Paris médical, 1934, Bd. XXIV, S. 5, S. 99.

DESJARDINS, STUHLE und POPP: Fever therapy for gonoccocic infections. Journ. Amer. Med. Ass. 104, 873—878, 1935.

DEVRIENT: Überwärmungsbäder-Schlenzkur und Sauna in der Praxis, Verlag Karl F. Haug, Berlin 1942.

DIENER-SEELIGER: Über katarrhalisches und spastisches Asthma, Der Balneologe 1936/12, 3. Jg.

DIENER-WITSCH: Zschr. physik. Therapie 33, 149.

DONATH und HEILIG: Klin. Wschr. 834 (1924).

DONATH und HEILIG: Wien. Klin. Wschr. 353, 1926.

DOMAGK: Dtsch. med. Wschr. 1943, 379.

DOMAGK: Der derzeitige Stand der Chemotherapie bakterieller Infektionen mit den Sulfonamiden. Dtsch. med. Wschr. 1/4, 1947 S. 7.

DREYFUSS und WEINBERG: Dtsch. med. Wschr. 28, 1932.

DUNCAN und MARIETTE: Report on artifical hyperpyrexia in Tuberculosis as carried out at Gle Lake Sanatorium. Fifth annual Fever conference Dayton Ohio 1935, S. 1—2.

DUCKER: M. m. W. 1917, 821.

EBAUGH, BARNAGLE und EWALT: Experience with fever therapy at the university of Colorado, school of Medicine and Hospitals. Fifth annual Fever conference Dayton, Ohio, 1935, S. 17.

ENGEL: Das Überwärmungsbad und seine Bedeutung für die Behandlung rheumatischer Erkrankungen. Zeitschrift für Rheumaforschung 9/1938, 1. Jg.

ELBRECHT, H.-J.: Blutdruckmessungen zur Frage der kollapsverhütenden Wirkung des hydrostatischen Druckes im Wasserbade, Dissertation, Frankfurt a. M., Mai 1948.

EPSTEIN und COHEN: The effects of hyperpyrexia produced by radiant heat in early syphilis with a description of a simple method of producing hyperpyrexia. Journ. Amer. Medic. Assoc. 104, 888—889, 1935.

ERBEN: Wien. Klin. Wschr. 1918/2 S. 33—41.

FANCONI: Die Poliomyelitis und ihre Grenzgebiete 1947, B. Schwabe, Basel.

FICKENTSCHER: Biochem. Ztschr. 1933, 249, 257.

FICKENTSCHER und FRANK: Klin. Wschr. 1934, 285.

FICKENTSCHER, FINK und EMMINGER: Kli. Wschr. 1931, 2036.

FISCHER: Münch. Med. Wschr. 1923, 1143.

FRAENKEL: Dtsch. med. Wschr. 1893, 985.

FREUND und WATTS: The treatment of peripheral vascular diseases by means of hyperpyrexia. Fifth annual Fever conference, Dayton Ohio 1935, S. 78—80.

FREUND und KAMINER: Biochemische Grundlagen der Disposition für Karzinom, Verlag J. Springer, Wien, 1925, S. 8.

FRIBOURG-BLANCE: Pyrétothérapie dans les infections et les maladies de la Nutrition et du sang. Congrès français de Méd. XXIII. Session Québec 1934, S. 93—135.

FRÖHLICH VON FRÖHLICHSTHAL: Über die sichere und schnelle Wirkung der Übergießung usw. Wien 1842.

FÜRST: Methoden der konstitutionsbiologischen Diagnostik, Hippokrates-Verlag Stuttgart 1935.

GALENUS: Bd. 17, S. 364.

GILES: Arch. physik. Ther. 17, 233, 1936.

GOETZE und SCHMIDT: Örtliche homogene Überwärmung gesunder und kranker Gliedmaßen, Dtsch. Z. Chir. 234, 625 (1931).

GOETZE: Lokale, homogene Hyperthermierung der Gliedmaßen, Arch. f. Klin. Chirurgie, Kongreßbund 152/49.

GOETZE: Zbl. Chir. 1921, 58.

GOETZE: Zbl. Chir. 1930, 2258.

GOETZE: Zbl. Chir. 1928/952.

GOLDENBERG und SIFRINA: Die Bedeutung der künstlichen Hyperthermie in der Behandlung der progressiven Paralyse. Sovct. Psichonever 9/2, 70 (1933).

GRAHAM, N. B.: Treatment of general paresis by hyperpyrexia produced by diathermy. Brit. J. physic. med. 8 (1934).

GRAHAM, N. B.: Some remarks in the treatment of general paralysis by diathermy. J. ment. Sci. 79 (1933).

GRUNER: Die wissenschaftlichen Grundlagen des Teilbades. Erg. d. physik.-diät. Therapie, Bd. 1 1939, Verlag Theodor Steinkopff, Dresden.

GRUNER: Zur Frage der Wärmetiefenwirkung bei Teilbädern, Ztschr. f. d. ges. experim. Medizin 1938/104, 4, S. 554.

GRÜNFELD: Z. f. d. ges. physik. Therapie 40/49.

GÜNTHER in LUBARSCH-OSTERTAG: Erg. Pathol. 20/I 1922.

HAAG: Konstitution und allergische Krankheiten, Jb. allergische Krankheiten 1932, Konstitution und Klinik I, 1938, 29.

HAARGRAVES und DOANE: The physiologic response of the hemopoetic tissues to artificially induced Fever. Fifth annual Fever conference Dayton Ohio, 1935 S. 51—58.

HALPHEN und AUCLAIR: Amer. Inst. Actinol 7 (Paris 1932).

HALPHEN und AUCLAIR: Pyrétothérapie par moyens physiques thermogènes. Congrès français de Med. XXIIIe Session Québec, 1934, p. p. 137—183.

HEILMEYER: Hungerschäden, Med. Klin. 13/1946.

HEGLER: Dtsch. med. Wschr. 1943/390.

HEARN: Die klinische Verwendung des Penicillins, Dtsch. Med. Wschr. 13/16, 1946, S. 127.

HEINE: Das ansteigende Teilbad am herabhängenden Arm. Dissertation 1944, Berlin.

HENCH: A Clinic on some diseases of joints: i. Gonorrheal arthritis: results of fever therapy 2. Acute postoperative arthritis 3. Acute postoperative gout: its treatment and prevention. M. Clin. North America, 19, 551—583, 1935.

HAHN: Unterricht von Kraft und Wirkung des kalten Wassers usw. 1738, Leipzig.

HAHN: Die wunderbare Heilkraft des frischen Wassers bei dessen innerlichem und äußerlichem Gebrauch durch die Erfahrung bestätigt. 6. Auflage mit Vorwort von Winternitz, Leipzig 1898.

HINDHEDE: Gesundheit durch richtige und einfache Ernährung. Verlag Joh. Ambros. Barth, Leipzig 1935.

HIPPOKRATES: Sämtliche Werke übersetzt von G. Sticker, herausgegeben von Kapferer, Aphorismen, Abtlg. E, 70, 1934/35.

HIRSCHFELD: Dtsch. med. Wschr. 1893, 28—30.

HINSIE und BLALOCK: Psych. Quart. of Syphilis 12, 519, 1932.

HINSIE und BLALOCK: Leukocytes in General Paralysis treated by radiothermy. Psychiatr. Quart. Jul. 1931.

HALPHEN und AUCLAIR: Am. Inst. Actional 8 (Paris 1932).

HALPHEN und AUCLAIR: Pyrétothérapie par moyens physiques thermogènes. Congrès français de Méd. XXIII. Session, Québec 1934, S. 137—183.

HOCHE: Dtsch. med. Wschr. 1935, 31 S. 1242.

HÖRNING und BURMEISTER: Die Pyriferbehandlung der typhösen Krankheiten. Klinik und Praxis 4/1946, S. 50.

HOFF: Diätbehandlung und Säurebasen-Haushalt, Hippokrates 1937, 8. 6, S. 124.

HOLLINGWORTH: Hot baths in late syphilis, Arch. dermat. and syph. nov. 1922. Bd. XVIII, S. 736.

HOFF und SILBERSTEIN: Ztschr. f. experim: Med. 67, 615—665.

HOFF: Unspezifische Therapie, Berlin, J. Springer, 1930.

HUNDESHAGEN: Die Fiebererzeugung bei Laboratoriumstieren nebst Bemerkungen zur Fiebertherapie beim Menschen. Zeitschr. f. Immunit. Forschg. Bd. 90, 1937, Heft 3.

ICKERT: Eiweißmangelschaden. Dtsch. med. Wschr. 1946, 912, S. 99.

JAENSCH: Grundzüge einer Physiologie und Klinik der psycho-physischen Persönlichkeit, Berlin, 1926.

LEWNIN: Therapeutische Monatshefte, 1896, 9.

JOSSMANN: Ztschr. Phys. 95, K. 6—83, 321, 1931.

JUNG: Immunologie studies in hyperpyrexia. Arch. physical therapy 16, 397—404, 1935.

JUNG: Psychologische Typen. Verlag Rascher, Zürich, 1937.

KAUDERS: Med. Klin. 1936, S. 1729.

KAUDERS: Med. Klin. 1936, S. 1766.

KAUDERS: Psychiatr. neur. Wschr. 1931/44.

KAUDERS: Med. Klin. 1937, 1464—1502.

KAHLER und KNOLLMEYER: Über die Anwendung von künstlicher Hyperthermie als Ersatzmittel der experimentellen Fiebertherapie. Wien, Klin. Wschr. 928, Bd. VIII, S. 1342.

MC. KAY, KENNETH, H., GRAY, G. and WINANS, W. C.: Diathermy in the treatment of general waresis. Americ. J. Psychiatry 12 (1932).

KLARE: Konstitution und Tuberkulose im Kindesalter. Leipzig 1935. Verlag G. Thieme, Leipzig.

KLARE-KÖSTER: Konstitutionsschule, Verlag G. Thieme, Leipzig 1940.

KLARE: Ernährungsfragen bei Tuberkulose, Hippokrates 1935, 6, 8.

KLEINSCHMIDT: Die übertragbare Kinderlähmung mit besonderer Berücksichtigung der Erfahrungen aus der Kölner Epidemie 1938, Verlag S. Hirzel, Leipzig 1939.

KOLLE: Psychiatrie, Ein Lehrbuch für Studierende und Ärzte, 1939, Verlag Urban und Schwarzenberg, Berlin.

KREHL, v. MEHRINGS: Lehrbuch der inneren Medizin, S. 238, 11. Aufl., Verlag G. Fischer, Jena, 1919.

KRETSCHMER: Geniale Menschen, Verlag J. Springer, Berlin 1931.

KRETSCHMER: Körperbau und Charakter, 8. Aufl. Berlin 1929.

KREHL: Wesen und Behandlung des Fiebers. 30. Dtsch. Kongreß f. inn. Med. 1913.

KUHNS: The present statuts of fever therapy for dementia paralysia in the state hospitals of Illinois. Fifth annual Fever conference Dayton Ohio 1935, S. 96 bis 97.

KRUSEN: The present statuts of fever therapy produced by physical means. Journ. Amer. Med. Ass. 107, 1215—1220, 1936.

KUNZE: Das aufsteigende Vollbad als dynamische Funktionsprüfung des Kreislaufs, Ztschr. f. klin. Med. 138, 1940, S. 277.

KUNZE: Das ansteigende Vollbad. Zeitschr. klin. Med. 138, 1940, S. 277.

KUNZE: Vegetarische Diät und Reaktionstypen, Arch. f. Kreislauff. 1942.

KUNZE: Die dynamische Funktionsprüfung, Zeitschr. f. Kreislauff. 1940.

KÖNIGER: Grundsätzliches zur Dosierung und Bestimmung der Pausen in der Therapie, Jahreskurse für ärztliche Fortbildung 8/1921.

Königer: Biologische Gesichtspunkte in der Therapie. Die Med. Welt 37/1934.

Königer: Die Bedeutung und die Wahl der Behandlungsperiode, in „Umstimmung als Behandlungsweg", Verlag G. Thieme, Leipzig, 1930.

Krusen und Elkins: Fever therapy by physical means, in Handbook of Physical Medicine 1945. Americ. Medic. Association.

Küchenmeister: Die therapeutische Anwendung des kalten Wassers. Berlin 1869.

Lampert: Pneumonie und Überwärmungsbad, Med. Zeitschr. 1, Okt. 1944.

Lampert: Die Bedeutung der Konstitution für eine rationelle Gestaltung der Erholungsfürsorge. Der öffentliche Gesundheitsdienst 7/1941, S. 145.

Lampert: Die Bedeutung der Reaktionstypenlehre für die Behandlung der Paradentose. Paradentium, Zeitschr. für die Grenzfragen der Medizin und Odontologie 6/7, 1938.

Lampert: Reaktionstypenlehre. Dtsch. Zahn-, Mund- und Kieferheilkunde, Bd. 6 H. 12, 1939.

Lampert: Konstitution und Blähsucht, Wege zur Erkennung und Behandlung eines Frühsymptoms der Magen-, Darm- und Herzkranken. Hippokrates-Verlag, Stuttgart, 1943.

Lampert: Herzfunktion und Skilauf, Ztschr. f. d. ges. phys. Therapie 1930/38, 5. Abschnitt: Herzfunktion und Konstitution.

Lampert: Über das Thrombose- Embolie- und Nierensteinproblem, experimentelle Grundlagen und statistische Arbeiten. Med. Welt 1936/24.

Lampert: Der Blutdruck Fleckfieberkranker und seine Beeinflussung durch das Überwärmungsbad. Dtsch. Med. Wschr. 2/33, 1943.

Lampert: Hyperthermie oder Fiebertherapie, mit besonderer Berücksichtigung des Überwärmungsbades. Erg. phys. Ther. 1/1939.

Lampert: Die Bewertung des weißen Blutbildes bei Fleckfieberkranken. Dtsch. med. Wschr. 1/12, 1943.

Lampert: Der cerebrale und der intestinale Fleckfiebertyp. Dtsch. med. Wschr. 21/521, 1942.

Lampert: Eine erfolgreiche unspezifische Behandlung des Fleckfiebers, Hippokrates 51/52, 1943, S. 703—706.

Lampert: Eine neue Allgemeinbehandlung schwerer Infektionskrankheiten, erläutert am Fleckfieber. Münch. med. Wschr. 1944.

Lampert: Physikalische Therapie, Richtlinien für den praktischen Arzt, Verlag Theodor Steinkopff, Dresden 1938.

Lauda: Die Fieberbehandlung der chronischen Enterokolitiden, Med. Klin. 12/1939 S. 169.

Legobbe: Schweiz. med. Wschr. 16/335, 1937.

Lehmann: Über die Wirkung des Penicillins auf das Blutbild, Dtsch. med. Wschr. 29/32, 1946, S. 287.

Liebermeister: Thermische Wirkungen der Bäder. In Goldscheider-Jacob: Handbuch der physikalischen Therapie 1901/I S. 285.

Linser und Schmid: Dtsch. Arch. f. klin. Med. 79, 514, 1904.

Löwenstein: Ztsch. f. d. ges. physik. Ther. 34/104.

Lumière: Leben, Krankheit und Tod als Kolloid-Erscheinungen. Frankh'sche Verlagsbuchhandlung Stuttgart, 1931 (französ. Ausgabe 1921).

MADER: Jahresbericht der Krankenanstalt Rudolfspital, Wien, 1870.

MAEGRAITH, ADAMS, KING, TOTTEG, RIGBY, SLADDEN: Paludrin in der Behandlung der Malaria. Med. Klin. 18/1946, S. 429.

MANDL und SPERLING: Wien. klin. Wschr. 1931, 22.

MARKERT: Die kollapsverhütende Wirkung des Überwärmungsbades. Dissertation Frankfurt a. M., Nov. 1944.

MARCHIONINI und OTTENSTEIN: Ztschr. f. d. ges. phys. Ther. Bd. 40, S. 96.

MEHRTENS und POUPPIRT: Hyperpyrexia produced by baths, its effect on certain diseases of the nervous system. Arch. Neur. and Psych. Chikago 1929, Bd. XXII, S. 700.

MEHLING: Vergleichende plethysmographische Untersuchungen bei Wärme- und Kältereizen. Dissertation Frankfurt 1938.

MENDEL: Klin. Wschr. 1928, 457 u. 1898.

MEYER: Theorie des Fiebers und seine Behandlung. 30. Dtsch. Kongreß f. innere Med., 1913.

MIESCHER: Schweiz. Med. Wschr. 1944.

NAEGELI: Allgemeine Konstitutionslehre, Verlag J. Springer, Berlin 1934.

v. NAUNYN: Arch. f. experim. Pathologie 18, 49 (1884).

v. NEERGARD: Klin. Wschr. 47/1125—1030, 1942.

NEUBURGER: Die Lehre von der Heilkraft der Natur im Wandel der Zeiten, 1926, Verlag F. Enke, Stuttgart.

NEYMANN: Artificial Fever produced by physical Means, its development and application 1938, Verlag Thomas-Springfield.

NEYMANN und OSBORNE: Journ. Americ. Medic. Assoc. 96/1931.

NEYMANN und KÖNIG: Journ. Americ. Medic. Assoc. 98/1931.

NEYMANN: Brit. phys. Med. 6/1931.

NEYMANN: Ztschr. Neurol. 132/1931.

NEYMANN und OSBORNE: Artificial fever produced by high frequence currents. Illionis M. J. 56, 199—200, 1929.

NEYMANN, LAWLES und OSBORNE: Treatment of early syphilis by Elektropyrexia. Journ. Americ. Medic. Assoc. 107, 194—200, 1936.

OSTWALD: Große Männer, Studien zur Biologie des Genies, Leipzig, Akademische Verlagsgesellschaft, 1927.

PARK, J.: amerik. med. Assoc. 99, 1050/1932.

PASTEUR: Abhandlung in Kosmos, Handweiser für Naturfreunde, 1909.

PLAUT: Ztschr. f. Psychiatrie 95, 360, 1931.

PETZOLD: Ztschr. f. experim. Med. 98/6, 1936.

PFAENDER: Erfahrungen mit der Pyriferbehandlung und mit der Sternalpunktion beim Typhus abdominalis. Med. Klinik 4/159 (1947).

RAAB: Dtsch. med. Wschr. 28, 987, 1937.

RAJEWSKI und LAMPERT: Wärmebehandlung in der Medizin, Verlag Theodor Steinkopff, Dresden, 1937.

RATSCHOW: Ergebnisse der inneren Medizin 1935/48.

RATSCHOW: Die peripheren Durchblutungsstörungen, Med. Praxis, Bd. 27, Verlag Theodor Steinkopff, Dresden, 1946.

Rüdiger: Das Überwärmungsbad und die Sauna, ihre Bedeutung für die Wundbehandlung und Wundinfektionsbekämpfung. Hippokrates 1943, 35/36, S. 503 bis 508.

Rettberg: Saure und alkalische, Kohlensäure- und Ammoniaknaturen, Hippokrates 1935, 3/81.

Richet, Surmont und Le Go: Pyrétothérapie, 1938. Masson et Cie, éditeurs, Librairies de l'academie de médicine.

Richet: Les Hyperthermies provoquées. Progrès médical 22/5 1937.

Richet: Journ. Phisiol. et Pathol. génér. 20, 59, 1922.

Richet und Dublineau: La Pyrétothérapie de la syphilis, Paris Médic. I, 197—205, 1934. Dtsch. med. Wschr. 28, 1089.

Raab: Münch. med. Wschr. 31, 118, 1938.

Rohrbacher: Kleine Einführung in die Charakterkunde, Verlag Teuner, Leipzig, 1934.

Rüdiger: Die naturgemäße Behandlung der Zellgewebsentzündung und verwandter Prozesse, Hippokrates 1936/1.

Rüdiger: Das Überwärmungsbad und die Sauna, ihre Bedeutung für die Wundbehandlung und die Wundinfektionsbekämpfung. Hippokrates 1943, 35/36, S. 503 bis 508.

Rüdiger: Über die Ausführung der Schlenzbäder. Das Deutsche Badewesen, Mai 1939.

Rüdiger: Heilwert des durch heiße Bäder und Wickel erzeugten künstlichen Fiebers. Naturärztliche Rundschau, April 1937, Heft 4.

Rumpf: Dtsch. med. Wschr. 987, 1893.

Schuermann: Behandlung der Gonorrhoe mit Sulfonamiden und Penicillin, Klinik und Praxis 7/1946, 97.

Schuberth-Gruner: Über Wettereinflüsse auf Tuberkulosekranke, Ztschr. für Tuberkulose, Bd. 83, H. 1, 1939.

Schwarz: Körperbau und Schleimhautcharakter, Ztschr. f. menschl. Vererbung und Konstitutionslehre 1927/21/1.

Schamberg und Butterworth: Diathermy in the treatment and in Wassermann-fast Syphilis. Americ. Journ. Syphil. 16, 1932, 519.

Schleich: Arch. f. experim. Pathol. 4/1875.

Schreus und Carrié: Klin. Wschr. 1933, 754.

Schamberg und Butterworth: Americ. Journ. Syph. 12, 1932, 519.

Schliephake: Kurzwellentherapie. Med. Anwendung kurzer elektr. Wellen, G. Fischer, Jena, 1932.

Scholz: Hippokrates 1938.

Scholz: Dtsch. med. Wschr. 38, 1290, 1938.

Schilling, Jossmann, Rubitscheng, v. d. Speck: Ztschr. f. klin. Med. 100, 742, 1924.

Schmidt: Fever therapy and other recent developments in physical therapy. New England Journ. Medic. 209, 419—425, 1933.

Schleicher und Grigore: Zur Indikation der Fieberbehandlung bei Kreislaufstörungen. Ztschr. f. Kreislauffrsch. 17/18, 1943 S. 489—507.

SIMPSON: Artificial, fever therapy of syphilis, Fifth annual Fever conference, Dayton Ohio, 1935, S. 110—114.

SIMPSON und KISLING: Wien, klin. Wschr. 1931, 1.

SIMPSON und BIERMANN: I. Internationaler Congreß für Fiebertherapie in New York, April 1937, Verlag Hoeber, New York.

SIEBECK: Münch. med. Wschr. 1932, 1266.

SPITTLER: Prometheus und Epimetheus, Verlag Diedrichs, Jena 1911.

STAHN: Die Bedeutung der Reaktionstypenlehre für die Kieferorthopädie. Dtsch. zahnärztliche Wschr. 1939/52.

SPOHR und LAMPERT: Kritisches zur Herzfunktionsprüfung (im bes. bei Gutachtenfällen). Münch. med. Wschr. 1930.

STÖRMER: Med. Klin. 4/1947.

STRASBURGER: Einführung in die Hydrotherapie und Thermotherapie, Verlag G. Fischer, Jena, 1909.

STRASSER: Z. f. d. ges. physik. Therapie 34, 159 (1927).

SÜSSKIND: Erfahrungen eines Erwachsenen in einem Ernährungsversuch bei niedriger Eiweißzufuhr, der 25 Monate dauerte. Ztschr. f. exp. Med. 67/5 und 6.

STRÜMPEL-SEYFERTH: Lehrbuch der speziellen Pathologie und Therapie der inneren Krankheiten 31/32. Auflage, S. 556, Verlag Vogel, Berlin, 1934.

SUTTON und DODGE: The effect of fever therapy on rheumatic carditis associated with chorea. Journ. Pediat. 6, 494—511, 1935.

THAUER: Die Belastung des menschlichen Organismus bei passiver Hyperthermie, Zentr.-Blatt f. innere Medizin, 64. Jg. Nr. 33—34, 1943.

THIEL: Verhdlg. dtsch. med. Ges. Wiesbaden 1934.

TOPP: Therap. Monatshefte 1894.

TRIPPS: Blutdruck bei Fleckfieber, Dissertation 1945, Tübingen.

VALLERY-RADOT, PASTEUR, MAURIE und LEMANT: Etude des réactions vaso-motrices des vaisseaux cutanées chez l'homme au cours de l'hyperthermie provoquée. Compte Rend. Société de Biologie 1936, CXXIII 572.

Etude des réactions vaso-motrices des gros vaisseaux. Ebenda S. 574.

Etude des modifications du R. O. C. et du R. S. chez l'homme au cours de l'hyperthermie provoquée. Ebenda S. 670.

Modifications neuro-vegetatives chez l'homme au cours d'hyperthermie provoquées par différentes méthodes et au tours d'affections, fébriles. Ebenda S. 573.

VILTER, BLANKENHORN: Toxische Reaktionen der neueren Sulfonamide. Journ. Amer. Med. Assoc. 1944 (Ref. in Surgery, Gynecol. a. Obstetr. Bd. 80/1945).

VIGLIANI: Estratto de Minerva, Med. Z. 76, 1933.

VOGEL: Die Blähsucht als Frühschaden chronischer Magen- und Darmkrankheiten, Dissertation Frankfurt a. M., Nov. 1940.

VOIT und DILLENBURGER: Zur Pyriferbehandlung der typhösen Erkrankungen (mit 5 Abbildungen) Dtsch. med. Wschr. 31—32/1947, 433.

VOLLMAR und LAMPERT: Die Bedeutung der Überwärmung für die Tumorentwicklung, Ztschr. f. Krebsforschung 1941/51, 3.

VOLLMAR: Über den Einfluß der Temperatur auf normales Gewebe und auf Tumorgewebe. Ztschr. f. Krebsforschung 51, 71, 1940.

WALINSKI: Über 10jährige Erfahrung mit physikalischer Hyperthermie, Ztr.-Bl. f. inn. Med. 1937, 58, 29.

WALINSKI: Technik, Anzeigen und Erfolge bei Fieberbädern, Therapie der Gegenwart 1941/3.

WALINSKI: Über künstliche Hyperthermie auf physikalischem Wege, und deren therapeutische Verwendung. Med. Klin. 1928, 13.

WALINSKI: Über den Eiweißstoffwechsel bei künstlicher Hyperthermie. Ztschr. f. d. ges. physik. Therapie 35/4.

WALINSKI: Über das Verhalten der Alkalireserve im Blut bei gesteigerter Körpertemperatur Dtsch. Med. Wschr. 1928/44.

WALINSKI: Blutdruck bei Hyperthermie, Ztschr. f. d. ges. physik. Therapie, 1930, 39, 5.

WALINSKI: Über den Kochsalzstoffwechsel bei künstlicher Hyperthermie. Z. f. d. ges. physik. Therapie, 1931, 41, 3.

WALINSKI: Über das Verhalten des Blutzuckers und Schweißzuckers bei künstlicher Hyperthermie. Dtsch. med. Wschr. 1942, 38.

WALINSKI: Über fünfjährige Erfahrung mit Hyperthermie, Dtsch. med. Wschr. 1933, 11.

WALINSKI: Über die verschiedenen Methoden der Fiebererzeugung, ihre Technik, Indikation und Erfolge, Fortschr. d. Ther. 1935/11,6.

WALINSKI: Über physikalische Hyperthermie. Dtsch. med. Wschr. 1938/11.

WALINSKI und BLEISCH: Cholesteringehalt im Blut bei physik. Hyperthermie Dtsch. med. Wschr. 1939/18.

WAGNER-JAUREGG: Fieber und Infektionstherapie, Verlag f. Medizin, Weidmann und Co., 1936, Leipzig.

WALLER und BRANDT: Salmiakacidose und progressive Paralyse. Arch. f. Psych. und Nervenkrankh. 83, 4. 491.

WEICHBRODT und JAHNEL: Einfluß hoher Körpertemperaturen auf die Spirochäten und Krankheitserscheinungen der Syphilis im Tierexperiment, Dtsch. med. Wschr. 45, 483, 1919.

WEICHBRODT und JAHNEL: Dtsch. med. Wschr. 18, 1919.

WEICHARDT: Therapie der Gegenwart 1938.

WEICHARDT: Die Grundlage der spezifischen Therapie, Berlin 1936.

WEZLER und THAUER: Der Kreislauf im Dienste der Wärmeregulation. Ztschr. f. d. ges. experim. Med. 112, 3, 1943, 345—379.

WEICHARDT und SCHITTENHELM: M. m. W. 1910, 34; 1911, 16; 1912, 20.

WEISS: Münchener Med. Wschr. 1915, 1513.

WESTERMARK: Skand. Arch. Physiol. (Berlin und Leipzig) 52, 257 (1927).

WESELKO: Ztschr. f. Tuberkulose, 48, 1927, 33/35.

WIEGMANN: Dtsch. Arch. klin. Med. 154, 1924.

WIELAND: Schweiz. med. Wschr. 1045/1940.

WILGUS und KUHNS: A study of fever producing agents for treatment of general paresis Arch. phys. Ther. 14 (1933).

WARREN, SCOTT und CARPENTER: Artificially induced fever for the treatment of gonococcic infections in the male, Journ. Amer. Med. Assoc. 1937, 1430.

Wilgus und Lucic: Amer. Medic. Neurol. 26, 1932.

Wissdorfer: Über Veränderungen im Erscheinungsbild der neurologischen Diphtherie-Komplikationen. Med. Klinik 1947, 14/584.

Winternitz: Die Hydrotherapie auf physikalischer und klinischer Grundlage, Wien, 1890.

Waroschilski: Therapeutische Monatshefte 1895, 2.

Winternitz: Klin. Jahrb. 7, Berlin, 1900.

Wuhrmann: Ztschr. f. d. ges. physik. Ther. 1931, 41, 1.

Warren: Study of effect of artifical fever in hopeless tumor cases. Americ. Journ. Roentgenand Radiumtherapy 33, 75—87, 1935.

Wolisch: Therapeut. Monatshefte 1896, 5.

Worthing: H. J. Diathermy in the treatment of general paralysis. Psychiatr. Quart. (Am) 7 (1933).

Zabel und Schlenz: Die Schlenzkur, Praxis und Theorie der Fiebererzeugung durch Überwärmungsbäder. Hippokrates-Verlag, Stuttgart, 1944.

Ziegelroth: Zentralbl. Neurol. 72, 7/8.

Literatur

Zu: B. Klinisch-ärztliche Tätigkeit

3. Überwärmungsbad und Krebs — *Seite 88*

von Ardenne: Grundlagen der Krebs-Mehrschritt-Therapie: In-vivo-Theorie des Gärungsstoffwechsels der Krebsgeschwülste; selektive chemische Sensibilisierung der Krebszellen gegen Wärme. Volk und Gesundheit, Berlin 1967.

Andersen, K. / Engel, K. / Jorgensen, K. and Astrup, P.: A micro method for determination of pH, carbondioxide tension base excess and standard bicarbonate in capillary blood. Scandin. J. Clin. a. Lab. Invest. 12, 172 (1966).

Bender, E. und Schramm, T.: Untersuchungen zur Thermosensibilität von Tumor- und Normalzellen in vitro. Acta Biol. Med. Germ. 17, 527—543 (1966).

Brown, F. and Wild, T. F.: The Effect of heat on the structure of foot and mouth disease virus and the viral ribonucleic acid. Biochem. Biophys. Acta 119, 301—308 (1966).

Burchenal, I. H.: Geographic Chemotherapy-Burkitts tumor as astalking horse of Leukemia: Presential address. Cancer Res. 26, 2393—2405 (1966).

Cavalliere, R., Ciocatto, E. C., Givanella, Bc., Heidelberger, C., Johnson, R. O., Margottini, M., Mondovi, B., Mricca, G. and Rossi-Fanelli, A.: Selective Heat sensitivity of cancer cells. Biochemical and clinical studies. Cander 20, 1351—1381 (1967).

Goetze, O.: Örtliche homogene Überwärmung gesunder und kranker Gliedmaßen. Dtsch. Z. Chir. 234, 577—589 [1932].

Gruner, R.: Vorversuche zur Hyperthermiebehandlung des Oesophaguskarzinoms, Die Heilkunst, Heft 4, S. 133—137 (1951).

HEYN, G. und KURZ, W.: Beitrag zur Behandlung des Peniskarzinoms. Z. Urol. **60**, 103—105 (1967).

HIRST und BERGMANN: Cancer **7**, 136 (1954); Experta me. **4**, 681 (1954).

KÄRCHER, K. H., KUTTIG, H., BECKER, J. und MORITA, X.: Erste klinische und biologische Beobachtungen während der Strahlentherapie unter Sauerstoffüberdruck. Strahlentherapie **134**, 482—494 (1967).

KIRSCH, R., SCHMIDT, D., GABSCH, H.-C. und HOHAUS, B.: Über den Einfluß einer Ganzkörperüberwärmung auf die Konzentration von Cyclophosphamid in Tumor und normalen Geweben. Z. ges. exp. Med. **145**, 41—56 (1968).

LAMBERT, R. A.: Demonstration of the greater susceptibility to heat of sarcoma cells as compared with actively proliferating connecetive-tissue cells. J. Amer. exp. Ass. **59**, 2147—2148 (1912).

LAMPERT, F.: Die Chemotherapie der „Krebskrankheiten" im Kindesalter. Therapiewoche **17**, 1070 [1967].

LAMPERT, F.: Zellulärer DNS-Gehalt und Chromosomenzahl bei der akuten Leukämie im Kindesalter und ihre Bedeutung für Chemotherapie und Prognose. Klin. Wschr. **45**, 763—768 (1967).

LAMPERT, H.: Überwärmung als Heilmittel. Hippokrates-Verlag, Stuttgart 1948.

LAMPERT, H. und SELAWRY, O.: Körpereigene Abwehr und bösartige Geschwülste. Verhandlungsbericht der 1. Tagung (1955) „Tumorbeeinflussung durch Hyperthermie", Karl F. Haug Verlag, Ulm 1957.

LAMPERT, H. und SELAWRY, O.: Körpereigene Abwehr und bösartige Geschwülste. Verhandlungsberichte der 2. Tagung 1957 „Beeinflussung bösartiger Geschwülste durch Hyperthermie und Hyperämie". Internationale Rundschau für Physikalische Medizin **10**, 150—178 (1957).

LAMPERT, H.: Krebs und Überwärmung. Med. Welt **49**, 2721—2726 (1965).

LWOFF, A.: The thermosensitive critical event of the viral cycle, Cold Spr. Harb. Symp. quant. Biol. **27**, 159—172 (1962).

OLD, L. J., BENACERRAF, B., CLARKE, D. A., CARSWELLAND, E. A. und STOCKERT, E.: The role of the reticuloendothial system in the host reaction to neoplasia Cancer Res. **21**, 281—1300 (1916).

OSSOSKI, I. and. SACHS, L.: Temperature sensitivity of polyoma virus induction of cellular DNA synthesis and multiplication of transformed cells at high temperature. Proc. Natl. Acad. Sci (Wash. **58**, 1938—1943 (1967).

PERCY, J. and HEAT, F.: In the treatment of carcinomas of the uterus. Surg. Gynec. Obstet. **22**, 77—79 (1916).

SCHMID, P.: Temperature adaption of the growth and division process of Tetrahymena pyriformis. I. Adaption phase. Exp. Cell. Res. **45**, 460—470 [1967].

SCHREK, R.: Sensivity of normal and leukemic lymphocytes and ʼeukemic myeloblasts to heat. J. nat. Cancer Inst. **37**, 649—654 (1966).

VOLLMAR, H.: Über den Einfluß der Temperatur auf normale Gewebe und Tumorgewebe. Z. Krebsforschung **51**, 71—99 (1940).

VOLLMAR, H. und LAMPERT, H.: Die Bedeutung der Überwärmung auf die Tumorentwicklung. Ztschr. f. Krebsforsch. **51**, 3 (1941).

WALLER, H. und BRANDT, A.: Salmiakacidose und progressive Paralyse. Arch. f. Psychiatrie **83**, 491—499 (1928).

WESTERMARK, F.: Über die Behandlung des ulzerierenden Zervixkarzinoms mittels konstanter Wärme. Zbl. Gynäk. 1335—1339 (1898).

WOEBER, LENDLE, HEIN und EIFINGER: Med. Welt 10, 532—533 [1960].

BURK, D.: Vortrag in Bad Salzuflen 1969 auf dem Krebskongreß.

LAMPERT, H.: Verhandlungen der Gesellschaft zur Bekämpfung der Krebskrankheiten, Nordrhein-Westfalen 11, 967—970 [1963].

LUNGLMAYR: Urologische Klinik, Wien. Mündliche Mitteilung auf Symposion Bad Homburg zur „Hyperthermie und Geschwülste", 1972.

OLLENDIEK, H.: Überwärmungsbehandlung in Narkose, wird demnächst im „Krebsgeschehen" veröffentlicht.

Weitere ausführliche Literatur findet sich in den Büchern von LAMPERT.

Literatur

Zu: B. Klinisch-ärztliche Tätigkeit

4. Über Konstitution — *Seite 96*

GRUNER, R. und SCHUBERTH: Über Wettereinflüsse auf Tuberkulosekranke. Z. f. Tuberkul. 83, 12 (1939).

GRUNER, R.: Die Lampertschen Reaktionstypen in Diagnostik und Therapie. Aus unserer Arbeit Dr. Schwabe Karlsruhe XX. Band, Heft 6 (1957).

—, —: Reaktionstyp und chronische Nebenhöhlenentzündung. Arch. f. Ohrenheilk. 151, 197 (1942).

— ,—: Konstitution und Wiedererwärmung. Arch. f. physikal. Therapie 6, 452 [1955].

—, —: Über die Bedeutung der Lampertschen Reaktionstypen für die Therapie der Entzündung. Arch. f. physikal. Therapie 5, 384 (1958).

—, —: Über Möglichkeiten einer Konstitutionstherapie im Hals-Nasen-Ohrenfachgebiet. Der Landarzt 14, 500 (1959).

—, —: Reaktionstyp, Organdisposition, Schleimhautminderwertigkeit und Lymphatismus aus der Sicht des HNO-Arztes. Verlag J. A. Barth, München 1963, S. 199—225 (in: Zilch: Lymphsystem und Lymphatismus.

SIEBECK: Münchener Mediz. Wschr. 1932, S. 1266.

LAMPERT: Überwärmung als Heilmittel (Kapitel Konstitution). Hippokrates Verlag 1948.

HILDEBRANDT, G., ISHAG, George B.: Untersuchungen über die Bedeutung anamnestischer Fragen für die Bestimmung vegetativer Reaktionstypen. Ztschr. für angew. Bäder- und Klimaheilkunde 4, 5, 6; 1973.

Literatur

Zu: B. Klinisch-ärztliche Tätigkeit

6. Konstitution und Krebs — *Seite 109*

BAUER: Zur Wechselwirkung zwischen Tumor und Schilddrüse, MMW (1955), 39: 1271—78.

BILLROTH, Th.: Zit. nach GREIL, A., Krebsarzt (Ö) 2 (1947) 536.

DOMAGK, Z.: Krebsforsch. 56 [1949]: 161 — Z. Krebsforsch. 44 [1936]: 177.

ENGEL, P.: Wien. klin. Wochenschrift 47 (1934): 1118.

FELD, A.: Die Anamnese der Magenkarzinomkranken. Diss. 1941.

Feyerter, F. und KOFLER, E.: Zur Histologie und Biologie der Geschwülste des menschlichen Enddarms, 1953.

FROMME: Zbl. Chir. 72 (1947) 12 a — Arch. Geschwulstforschung 4 (1952): 329.

HENSCHEN, C.: Schweiz. med. Wschr. 61 (1931): 441.

HUBER, SCHWEPPENHEIM, STRAKE: Tumorwachstum und Nebenniere. DMW (1956) 10.

JORDE: Med. klin. 9 (1951): 264.

KOFLER, E. und HUSAREK, M.: Krebsarzt (Ö.) 9: 89 (1954).

KÜRTEN: Klin. Wschr. I (1939): 667 — Krebsarzt Wien 6 (1951): 195 — Ärztl. Forsch. 5 (1950/1951): I/179.

LAMPERT, SELAWRY: Körpereigene Abwehr und bösartige Geschwülste. Ulm 1957. Karl F. Haug Verlag.

LAMPERT, WATERSTRADT: Konstitution und Dyspepsie, 2. Auflage, Hippokrates-Verlag 1958, Heilung durch Überwärmung, Abschnitt 4, Konstitution und Überwärmung, Wilkensverlag, Hannover 1967.

LÖFFLER: DMW 1901/42.

NIEDERMEYER: Gedanken eines Praktikers zum Krebsproblem, Passau 1936.

SCHMIDT, H.: MMW 93 (1951): 1194.

SCHMIDT, R.: Med. Klinik 6 (1910): 1690.

SINEK, F.: Z. Krebsforsch. 44 (1936): 492.

UNGAR, F. H.: Pirquets Allergiebegriff und das Problem der bösartigen Geschwülste. Medizinische (1954): 1563/1565.

ZABEL, W.: Die zusätzliche Therapie der Geschwulsterkrankungen. Heidelberg 1970. Karl F. Haug Verlag.

Literatur

Zu: B. Klinisch-ärztliche Tätigkeit

7. Konstitution und Dyspepsie — *Seite 112*

DE CRINIS, M.: Das vegetative System in seiner Beziehung zu den klinischen Krankheitserscheinungen. Thieme, Leipzig, 1943, S. 38 und 46.

CURTIUS: Herzstörungen, 1940.

DELIUS, L.: Die sogenannten nervösen Herzstörungen. Enke 1940.

FRANK, L.: Die psychokathartische Behandlung nervöser Störungen (Psychoneurosen — Thymopathien). Thieme, 1927.

GRUND, G.: Die Anamnese, Psychologie und Praxis der Krankenbefragung. Ambrosius Barth, 1932.

HOFF: Steuerungseinrichtungen des Organismus in Gesundheit und Krankheit, Verlag Thieme 1943.

LAMPERT, H.: Konstitution und Dyspepsis, Hippokrates-Verlag 1958.

SIEBECK, R.: Neurotische Reaktionen und funktionelle Störung des vegetativen Systems. Im Lehrbuch der inneren Medizin, Verlag Springer, 1942, 5. Aufl., 2. Band, S. 686.

SCHOLTZ, H. G.: Physikalische Therapie der Angina pectoris, Hippokrates, Heft 39.

STRAUCH, F. W.: Die Behandlung des stenokardialen Symptomenkomplexes. Wissenschaftliche Verlagsgesellschaft, Stuttgart 1947.

Literatur

Zu: B. Klinisch-ärztliche Tätigkeit

10. Die gemeinsame Behandlung des Stotterers durch Arzt und Erzieher —
Seite 132

BERENEDES, L.: Einführung in die Sprachheilkunde, Leipzig, 1967, I. A. Barth.

GANZ, H.: Zur Atmungs- und Stimmfunktion des Kehlkopfes, Leipzig, 1967, I. A. Barth.

JAKOBI, H.: Phoniatrie, Leipzig 1963, I. A. Barth.

KAYSEN, R.: Anleitung zur Diagnose und Therapie der Kehlkopf-, Nasen- und Ohrenkrankheiten. Berlin S. Karger 1919.

NEUMANN, J.: Der nervöse Charakter und seine Heilung, Stuttgart, 1954, Hippokrates Verlag.

TESSENOW, H. J.: Stottererfibel, Stuttgart, 1958, Verlag G. Thieme.

Namensregister

A

ABDERHALDEN 45
ADRIAN 42
ANDERSON 73
v. ARDENNE 94, 95, 96
ARNOLD 73
ASCHNER 125, 126
AULER 90, 91

B

BAEDORF 57
BAILLIS 25, 49
BARKAN 49
BAUER 111
v. BAUMGARTEN 27
BAYLISS 47
BÉCART 11
BECHER 117
BENDER 91
BENECKE 27
BENHOLD 47
v. BERGMANN 88, 104, 120
BESEMANN 68
BIER 88, 102, 121
BILROTH 104, 110
BIRCHER-BENNER 118
BIRKMAYER 129
BOETERS 69
BORDET 12, 16
BORN 43
BOUCHARD 45
BRAUN 116
BRAUNSTEIN 110
BREITNER 111
BRUNS 88
BURMEISTER 82
BYLINA 90

C

CARPENTER 68
CÄSAR 102, 104
CASPARI 54
CASPER 42
CAVALIERE 91
CHRANOVA 91

CIOCATTO 91
CURRY 109

D

DÄNZER 14
DAVY 104
DESAIVE 111
DESJARDIN 72
DESSAUER 53, 55
DIETRICH 26, 41
DIETZEL 96
DILLENBERGER 82
DOBNER 129
DOMAGK 79, 111
DUBLINEAU 68
DUCHENNE 38
DUNCKE 72

E

EIGEL 33
EINARSON 80
ELKINS 72, 74
ENGEL 110
ERB 38
EULER 116
EVERS 81

F

FATH 48
FAURE-FRENIET 91
FELD 110
FEYRTER 110
FICHTE 109
FINGER 72
FRENCH 28
FRESENIUS 138
FREUND 12, 16
FREVERT 33
FROMME 111

G

GENGOU 12, 16
GERHARD 48
GERKES 55
GERLACH 26
GERSON 102, 103

165

Sachregister